Surgery
and Surgical Anatomy for Implant & Oral Surgery

インプラント・口腔外科のための
手術の基本と外科解剖

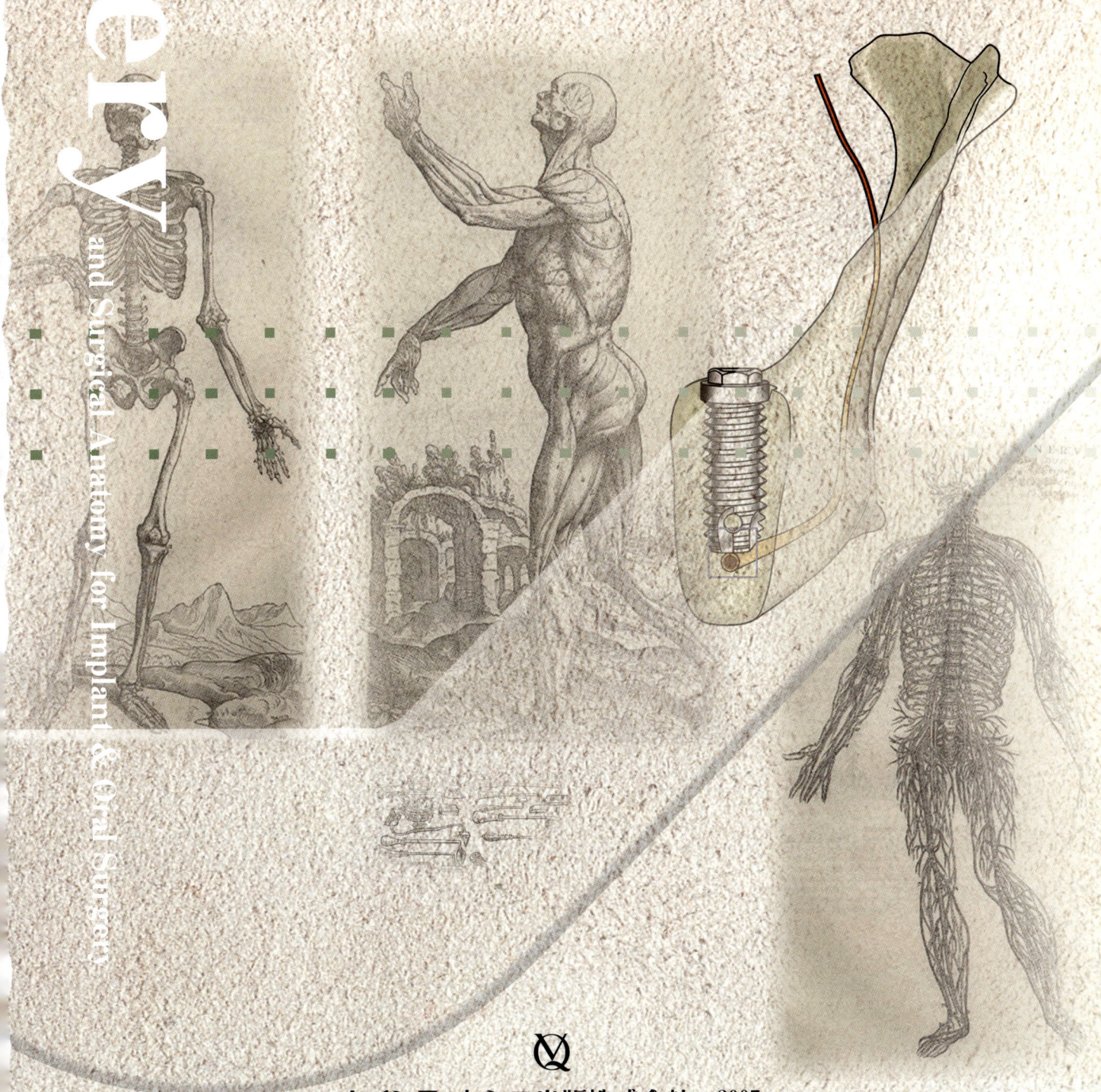

クインテッセンス出版株式会社　2007

Tokyo, Berlin, Chicago, London, Paris, Barcelona, Istanbul, Milano, São Paulo, Moscow, Prague, Warsaw, New Delhi, Beijing, and Bukarest

序　文

　本書の主題であるインプラントは，歯科医療のなかで欠くことのできない重要な治療手段となっている．しかし，揺籃期より今日までの道程を思い起こすと，それは長い年月と失敗を含む多くの経験，そして世界の，あるいは国内の多くの先駆者たちの工夫，努力の積み重ねの歴史であって，近年になってようやく確かな治療法として認知されるにいたったという感が深い．さらに今日では歯科における先端医療として，医療に携わる者，あるいは医療を受ける者，双方より大きな関心と期待が寄せられている．

　著者の香月武佐賀医科大学名誉教授は，今日のインプラント学の発展に大きく関わり，これを支えてきた一人である．大学において早くからインプラント治療を研究し臨床に取り入れ，豊富な経験を積むとともに，インプラント治療を習得しようとする歯科医の研修にも携わってきた．

　一部が体外に露出して顎骨に植立された異物である歯科インプラントが，細菌の汚染や咀嚼に耐えて，長く維持されるということは，なかなか受け入れがたいことであった．それが確かな治療手段として認知されるにいたったのは，10年，15年といった長期の経過例で示された実績が，歯科医療に携わる者の多くを納得させるものであったからである．安定した好結果を得るためには，材料から術後のメインテナンスまで，種々の要因が挙げられるが，まずはインプラントの埋入手術が適正に行われることが必須要件である．

　感染を起こして，大事なインプラントを撤去しなければならないようなことは，誠に残念なことであり，術中の出血や術後の知覚麻痺などは，患者にとっても，術者にとっても，まったく予期しない出来事である．本書では，インプラントを成功させるために，という著者の念のもとに，インプラント手術にあたっての基本事項や神経・血管を傷つけないための解剖など，あたかも前に立って各ステップの進め方，注意点を教えているような，ていねいな描写，説明がなされている．

　本書は，これからインプラント，あるいは口腔外科手術を始めようとする者にとっては格好な指南書となり，ある程度の経験がある者にとっては，折々に自分の施術の適正さを再確認するためのよい読本となるであろう．

2006年11月

九州大学名誉教授
田代英雄

刊行にあたって

　一般外科のための手術教則本ともいうべきものはいくつかあるが，歯科医が大学を離れて独り立ちをした後，手術を学ぶための教則本ともいうべき指導書がない．大学なり，大きな病院にいるときは，先輩から手をとって教えてもらうことができるが，ひとたびそこを離れると自分で勉強するしかない．

　ところで，手術をするには生体の解剖を知らなければならない．それも教科書的な解剖ではなく，局所解剖でもなく，外科解剖である．Surgical anatomy という英文で書かれた本はいくつかあるが，実際にはあまり役立たない．食道ガンの手術で高名な千葉大学の中山恒明氏が書かれた『外科解剖学』という成書に，手術するには解剖学，それも外科に直結した解剖学の知識が必須であるという思想が描かれていたが，そのような本が書けないかと常々考えていた．大学在職中は雑用に追われて，執筆する時間はとれなかったが，退官後は時間にもゆとりができて本を書くことができるようになった．しかし，手術の現場を離れたら，手術に関する知識も次第に減っていくので，本当に必要な技術に関することはかけなくなってしまうであろう．しかし，在職中から行っていた海外での手術指導が持続していたので，スリランカのペラデニヤ大学歯学部，アフリカ，チュニジアのスース大学でそれぞれ3か月間客員教授として顎顔面外科の手術指導にあたる機会があり，さらに近隣の歯科医からインプラントに関する技術指導を頼まれる機会が多くなり，片時も臨床を離れることができなくなった．幸運にもスース大学で雑事から離れて3か月間手術の指導をしていたので，その間に手術に関する考えと図を描く時間ができ，準備と執筆にとりかかり，帰国して仕上げをすることができた．

　私が佐賀医科大学に在職中から解剖学教室で熱心に口腔の解剖学研究を行っていた内田雄基君の協力を得てこの本を作ることになった．

　医学はサイエンスとアートといわれている．手術手技に関してはアートの占める割合が大きいと考えられるので，これから手術を学ぶ人や一般臨床歯科医は，手術のアートに習熟して患者さんの幸福に結びつけていただきたい．

　最後に，写真では読者に伝えることができないことを図で表現してくれた妻の早苗に感謝するとともに，この本を私の仕事を支持してくれた今はなき両親にささげる．

2006年11月

香月　武

Part 1 インプラント手術と口腔外科手術の基本

1 手術前準備 　12

滅菌，消毒，清潔操作の概論 ・・・・・・・・・・・・・・・・・・・・・・・・・・・・・・・ 12
 滅菌，消毒法の改正　12
 インプラント手術時は清潔操作が重要　13
滅菌 ・・・ 14
 滅菌器　14
消毒 ・・・ 15
手術室 ・・・ 16
 手洗い　16
 手術室の消毒　16
 手術用の照明　17
 手術室の空気　18
手術中の患者のモニタリング ・・・・・・・・・・・・・・・・・・・・・・・・・・・・・・・ 18
 除細動器　19
無菌法と清潔操作 ・・ 20
手術時の手洗い法 ・・ 20
 手洗い法　20
 タオルの使い方　21
ガウンの着用と手袋の装着 ・・・・・・・・・・・・・・・・・・・・・・・・・・・・・・・・ 22

コラム　メイヨー型消毒台 　25

2 手術用の器材と器械 　26

縫合糸 ・・・ 26
縫合針 ・・・ 28
メスと把柄 ・・・ 30
持針器 ・・・ 30
組織への針の通し方 ・・・・・・・・・・・・・・・・・・・・・・・・・・・・・・・・・・・・・・・ 32
剪刀 ・・・ 32
ピンセット ・・・ 33
その他の手術器械 ・・・ 34
 骨膜剥離子と粘膜剥離子　34
 鉤　34
 吸引チップ　35

コラム　血液その他の吸引の大切さ 　35

3	切開, 剥離, 止血, 縫合時の器具の使い方	36

切開・・・・・・・・・・・・・・・・・・・・・・・・・・・・・・・ 36
剥離・・・・・・・・・・・・・・・・・・・・・・・・・・・・・・・ 37
止血・・・・・・・・・・・・・・・・・・・・・・・・・・・・・・・ 37
縫合・・・・・・・・・・・・・・・・・・・・・・・・・・・・・・・ 38
糸結び・・・・・・・・・・・・・・・・・・・・・・・・・・・・・・ 38
 手による糸結び 39
 鉗子による糸結び 44

  コラム 縫合針のセットと弾機式の針への糸の通し方 47

Part 2 口腔外科手術のテクニック

1 口腔外科手術の進め方 … 50

それぞれの工程が大切 … 50
切開，切離 … 50
 切開線の描記　50
 切開　50
剥離 … 51
 剥離のコツ　51
縫合 … 52
 縫合針の進行　52
 縫合のコツ　54

2 歯肉の切開，剥離，縫合法 … 56

粘膜骨膜弁の作成 … 56
 十分な骨の露出　56
 剥離のコツ　56
粘膜骨膜弁の縫合 … 57

3 小帯の手術 … 61

舌小帯の手術 … 61
 舌小帯手術の判断基準　61
 手術　62
上唇小帯の手術 … 63

4 粘膜骨膜弁の剥離と延長法（減張切開） … 64

骨膜の減張切開のコツ … 64

5 骨移植のための骨採取法 … 66

骨の採取部位 … 66
 オトガイ部　68
 下顎枝　69

Part 3 インプラントを中心とした口腔顎顔面外科手術のための外科解剖学

1 下顎骨の外科解剖学　72

- 各症例個人の術中の計測を行って，解剖学的位置を把握　72
- 下顎歯槽部　72
- 下顎前歯部から小臼歯部（オトガイ孔間）領域で注意すべき解剖学的構造　73
  - オトガイ孔（mental foramen）　74
  - 下顎管前方ループ（anterior loop）　74
  - 下顎骨の切歯管（mandibular incisive canal）　76
  - 舌側孔（lingual foramen）　78
- 犬歯部，小臼歯部歯槽領域　79
  - 舌下動脈（sublingual artery）とオトガイ下動脈（submental artery）　79
  - 舌下腺窩　80
- 下顎臼歯部歯槽領域　81
  - 下顎管（mandibular canal）　81
  - 舌神経（lingual nerve）　83

2 上顎骨の外科解剖学　84

- 上顎骨　84
- 上顎歯槽突起の傾斜状態と変化　85
- 上顎前歯部領域で注意すべき解剖学的構造　86
  - 唇側　86
  - 口蓋側　87
- 上顎犬歯部領域で注意すべき解剖学的構造　88
- 上顎臼歯部で注意すべき解剖学的構造　90
  - 上顎洞　90
  - 上顎洞粘膜　91
  - 上顎洞隔壁　92
  - 上顎洞側壁への動脈の分布　92
  - 翼状突起領域　93
- 上顎の神経分布と血管供給　95

索引　98

［監修・著者］

香月　武（かつき　たけし）

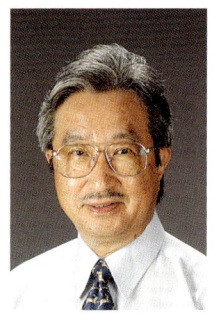

医学博士
佐賀医科大学名誉教授
日本口腔外科学会指導医
日本口腔インプラント学会指導医
スリランカ，ペラデニア大学客員教授
チュニジア，スース大学客員教授

〈主な著書〉
『外科学総論』医学書院，1978年(共著)
『唇裂手術アトラス』デンタルダイヤモンド社，1981年
『新，歯科における薬の使い方』デンタルダイヤモンド社，1987年(共著)
『レーザー臨床／下巻　ホログラフィー』日本医療文化センター，1989年(共著)
『歯科医学大辞典』医歯薬出版，1989年(共著)
『歯科医の知っておきたい医学常識103選』デンタルダイヤモンド社，1990年(共著)
『顎口腔外科診断治療大系』講談社，1991
『改訂　歯科における薬の使い方』デンタルダイヤモンド社，1991年(共著)
『解剖学実習書』金原出版，1992年(共著)
『カラーアトラス口腔顎顔面インプラント』クインテッセンス出版，1995(共著)
『口腔外科学』口腔保健協会，1995年(共著)
『医学を学ぶ人の歯科口腔外科テキスト』医学情報社，1996年(共著)
『顎変形症治療アトラス』医歯薬出版，2001年(共著)
『唇裂アトラス』クインテッセンス出版，2002年
『ハリソン内科学』メディカル・サイエンス・インターナショナル，2003年(共訳)
『一般臨床家，口腔外科医のための口腔外科ハンドマニュアル'03』クインテッセンス出版，2003年(共著)
『一般臨床家，口腔外科医のための口腔外科ハンドマニュアル'05』クインテッセンス出版，2005年(共著)
『多血小板血漿(PRP)の口腔への応用』クインテッセンス出版，2006年(共訳)

［著者］

内田雄基（うちだ　ゆうき）

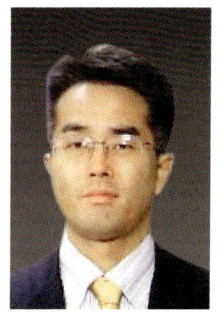

医学博士
日本口腔インプラント学会認定医
1988年　　佐賀医科大学歯科口腔外科学講座医員
1993年　　佐賀医科大学解剖学講座助手
1995年　　内田歯科医院勤務
1998年　　佐賀大学医学部歯科口腔外科学講座登録研修医
現在に至る

〈主な論文〉
1．内田雄基，井原功一郎，久保田英朗：光硬化樹脂製頭蓋顔面骨模型を使った口腔外科手術シミュレーション．映像情報 MEDICAL. 1993；25(26)，1451-1458.
2．香月武，後藤昌昭，内田雄基，豊田純一朗：上顎洞底骨移植術．Quintessence Dental Implantology. 1995；2(3)：24-29.
3．内田雄基，後藤昌昭，井原功一郎，豊田純一朗，香月武：上顎洞底に移植した骨のパノラマX線写真による評価．日本口腔インプラント学会雑誌．1998；11(2)183-189.
4．陣内重雄，井原功一郎，後藤昌昭，奥村晃，豊田純一朗，内田雄基，中西勇一，香月武：上顎洞底骨移植症例の臨床的観察．日本口腔インプラント学会雑誌．1998；11(4)：539-543.
5．Yuki Uchida, Masaaki Goto, Takeshi Katsuki, Toshio Akiyoshi J : A Cadaveric Study of Maxillary Sinus Size as an Aid in Bone Grafting of the Maxillary Sinus Floor. Oral Maxillofac. Surg. 1998；56(10)October：1158-1163.
6．Yuki Uchida, Masaaki Goto, Takeshi Katsuki, Yoshikazu Soejima : Measurement of Maxillary Sinus Volume from Computerized Tomographic Images Int J Oral Maxillofac Implants. 1998；13(6)：811-818.
7．Yuki Uchida, Masaaki Goto, Takeshi Katsuki, Toshio Akiyoshi : Masurement of the maxilla and zygoma as an aid in installing zygomatic implants. J Oral Maxillofac Surg. 2001；59：1193-1198.

Part 1 インプラント手術と口腔外科手術の基本

1 | 手術前準備
2 | 手術用の器材と器械
3 | 切開, 剥離, 止血, 縫合時の器具の使い方

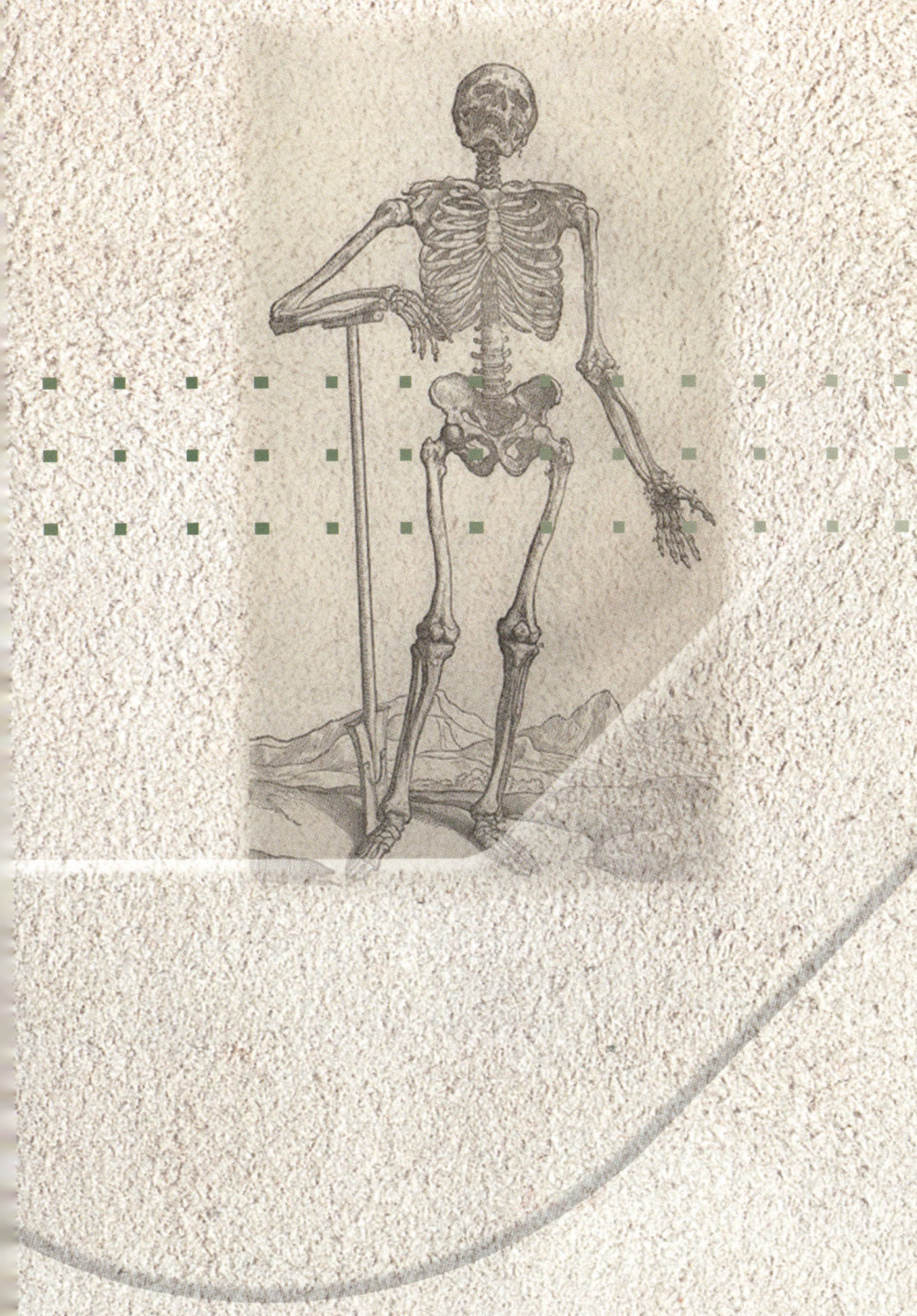

1 手術前準備

滅菌，消毒，清潔操作の概論

滅菌，消毒法の改正

ここ数年の間に滅菌，消毒法が変わった．口腔外科に関係ある部分についての記述に触れる．

平成17年2月1日に厚生労働省医政局指導課長からだされた「医療施設における院内感染の防止について」という文書によれば，手術の際の手洗いがかなり変わった．欧米では以前から変更されていたが，ヒュールブリンガー法とは異なり，ブラシを使わず，手洗い時間を短くする，また手洗い用の水も滅菌水である必要がないなどと改変されている．

その文書の関係ある部分を紹介する．

「医療材料，医療機器などの洗浄，消毒，滅菌」の項目
- 医療材料，医療機器などを安全に管理し，適切な洗浄(図1, 2)，消毒または滅菌を行うとともに，消毒薬や滅菌用ガスが生体に有害な影響を与えないように十分配慮すること
- 使用済みの医療材料は，消毒，滅菌に先立ち，洗浄を十分行うことが必要である．その方法としては，現場での一次洗浄は極力行わずに，可能な限り中央部門で一括して十分な洗浄を行うこと

「手術と感染防止」の項目
- 手術室は，空調設備により周辺の各室に対して陽圧を維持し，正常な空気を供給するとともに，清掃が容易にできる構造とすること
- 手術室を無菌状態とすることを目的とした消毒薬を使用した床消毒については，日常的に行う必要はないこと
- 近年の知見によると，水道水と滅菌水による手洗いを比較した場合でも有意な手指の滅菌効果の差が認められず，清潔な流水で十分であるとされていることから，必ずしも滅菌水を使用する必要はないこと

1 手術前準備

[ウォッシャーディスインフェクター]

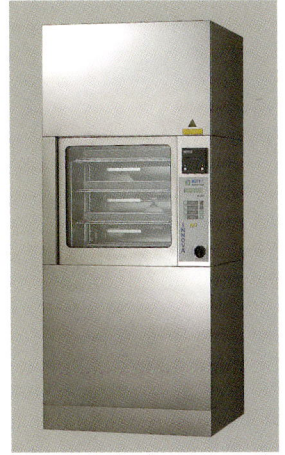

図1　医科用ウォッシャーディスインフェクター(INNOVA M5/エムエス：03-3814-1026).

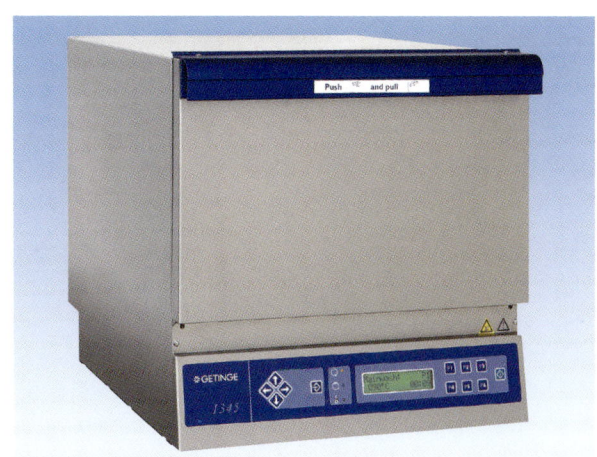

図2a〜c　歯科用ウォッシャーディスインフェクター（Getinge1345シリーズ/デニックスインターナショナル：03-5775-0515).

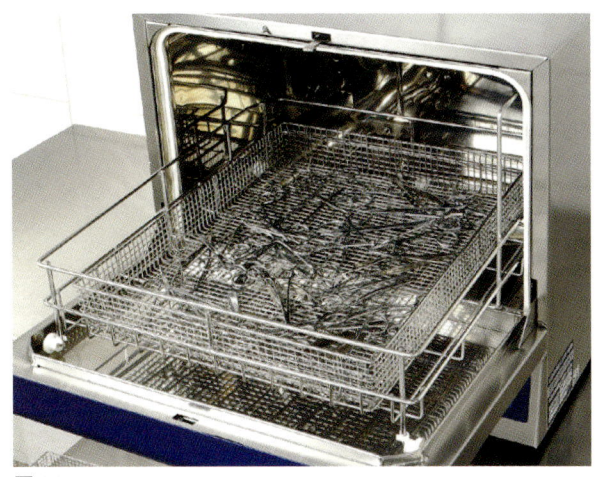

図2b

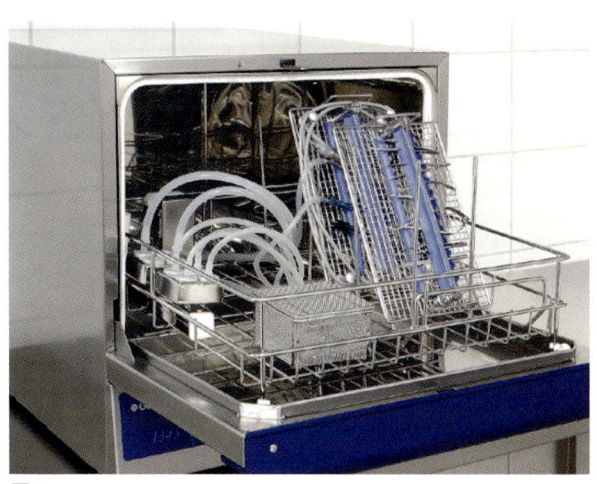

図2c

インプラント手術時は清潔操作が重要

　日常を振り返ってみると，歯科臨床において欠けているのは，処置を行う際の清潔という考えであると思う．口腔内には常在菌も，病原菌も多数存在しているので，消毒，滅菌，清潔とは関係が少ないとされてきたのであろうか．口腔内の手術に際しても，抜歯，歯周外科などは厳密な滅菌・消毒を守らなくても失敗することは稀であろう．しかし異物であるインプラントを，無菌でない口腔内で，口腔粘膜を破って顎骨内に埋め込む場合に，術後に感染を起こすことなく，オッセオインテグレーションを達成するには，手術時の清潔操作が不可欠である．前述の抜歯，歯周外科と別の次元の注意が必要になる．

　従来の歯科医院で行われていた滅菌・消毒と違い，一般医科の手術室で行われているような配慮がなされねばならない．インプラントを安心して任せてもらうには，患者はもちろん医師や看護師にも納得してもらえるような手術環境と清潔操作が要求される．そして，彼らはインプラント手術が行われる現場をよく観察していて，きれいな手術室があるならばインプラント治療を受けても安心だと評価してくれるはずである．

滅菌

滅菌とは，病原性や有害性を有する細菌，ウイルスなどの微生物を死滅させる操作のことである．電磁波，温度，圧力，薬理作用などを用いて細菌などの組織を破壊するか，生存が不可能な環境を作ることで行われる．

滅菌器

オートクレーブ(高圧蒸気滅菌器／図3〜5)，エチレンオキサイドガス滅菌器，フォルマリンガス滅菌器，プラズマ滅菌器などが使われる．オートクレーブで滅菌できる物品や器具などは，高温高圧水蒸気に耐えるものに限られる．日本薬局方には滅菌器中の空気をできるだけ排除し，飽和水蒸気で満たされるようにしたうえでの滅菌条件として，115℃で30分間，121℃で20分間，126℃で15分間をあげている．

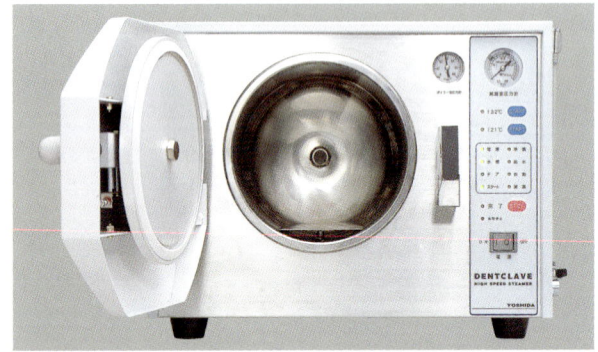
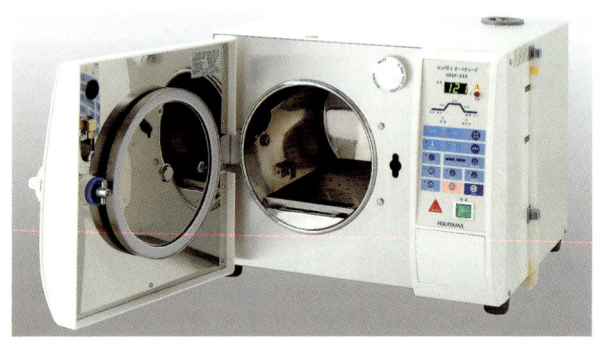
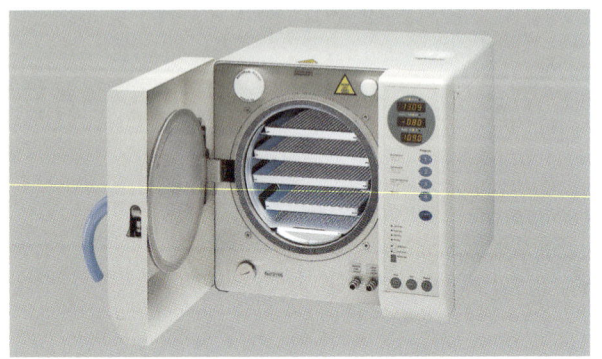

図3　DENTCLAVE ハイスピードスチーマー.
(ヨシダ：03-3845-2931)
図4　コンパクトオートクレーブ HRSP-232.
(平山製作所：03-5807-2909)
図5　シロクレーブ B.
(シロナデンタルシステムズ：03-5475-2255)

高温に耐えられないものは，後の3種類の滅菌のどれかを用いる．ただし，エチレンオキサイドガスとフォルマリンガスは毒性があるので，使用する場合に中和するなどのガスの処理をしなければならない．酸化エチレンガス滅菌は，低温，低湿度で行われるため，加熱によって劣化するものや，湿状態にさらすことが好ましくないものの滅菌に使用される．代表的なものには，カテーテル，チューブ類，ゴム製品などがある．しかしガス滅菌の短所に，滅菌に時間がかかる，コストが高い，ガスの毒性，爆発性があるなどのため，蒸気滅菌が可能なものまでガス滅菌を行うべきではない．最近少しずつ普及してきているプラズマ滅菌器は，過酸化水素を使うので，毒性はなく安全であるが，装置とランニングコストが高いのが欠点である．

消毒

消毒とは，病原性の微生物を死滅させ，感染症を防止することで，すべての微生物を死滅させるわけではなく，芽胞までもが死滅するとはかぎらない．消毒は滅菌よりも低次のものである．手術に際しては，手指，手術野の消毒が主な作業である（図6，7）．

薬液消毒に使われる薬剤には，アルコール，ヨード製剤，クロルヘキシジン，逆性石鹸などがある．

手指の消毒には，4％クロルヘキシジン（図7）やポピドンヨード（イソジン／図8），口腔外の顔や首の手術野の消毒にはポピドンヨードがよく使われる．口腔の消毒には，クロルヘキシジンはアナフィラキシーショックを起こすので口腔内での使用が禁止されているため，含嗽用のポピドンヨードであるイソジンガーグルを10倍に希釈して使う．

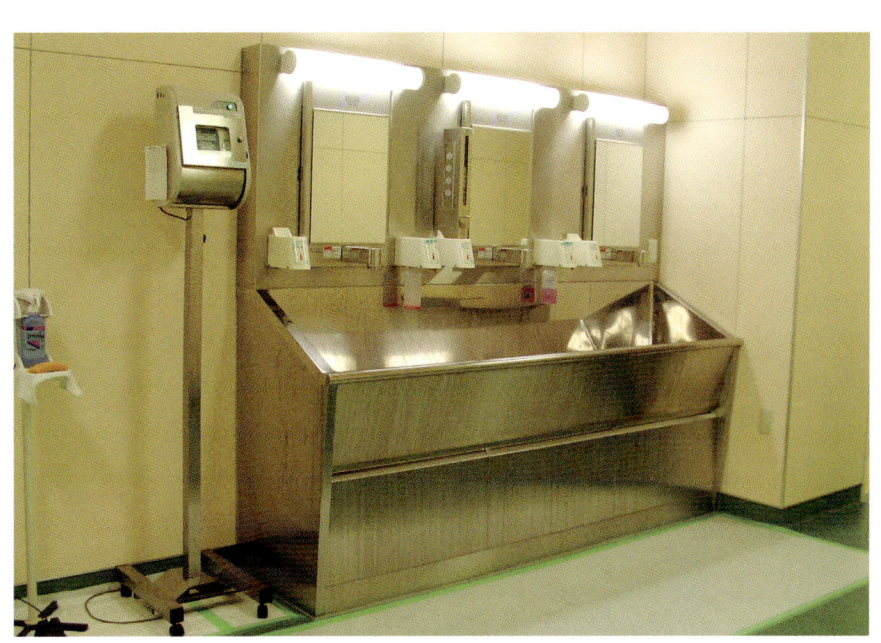

図6　手術場の手洗いとタオルスタンド（左）．

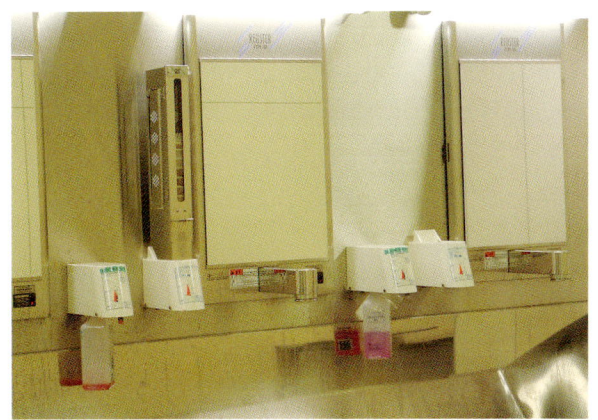

図7　手術場の手洗い用クロルヘキシジン（ヒビスクラブ）．

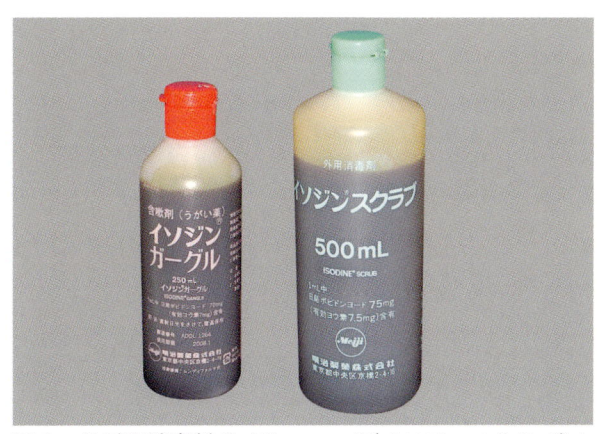

図8　外科用消毒剤ポピドンヨード（イソジンスクラブ）と含嗽剤ポピドンヨード（イソジンガーグル）．

Part 1　インプラント手術と口腔外科手術の基本

手術室

　　歯科の診療所においては，従来は，清潔な操作を必要とする外科的な処置でも，粉塵を撒き散らす切削などの処置と同じ場所で行われることが多かった．しかし，これからの外科的な処置は，清潔な場所で，清潔操作のもとで行わなければならない．とくに，異物を体内に埋入するインプラントや骨移植などの外科的処置は，感染を起こさないように厳重に注意すべきである．

手洗い

　　術前の手洗い(図9, 10)から手術室の環境まで，清潔を保持しなければならない．
　　手洗いについて，過去には手術場において滅菌水を使うようにいわれていたが，最近は水道水を流れる状態で使えばよいということになった．あくまでも流水下である．井戸を使っているところでは，ろ過が必要になる．

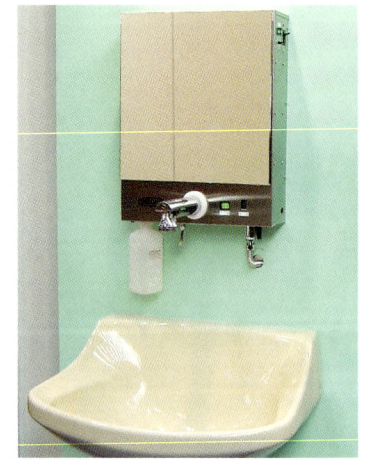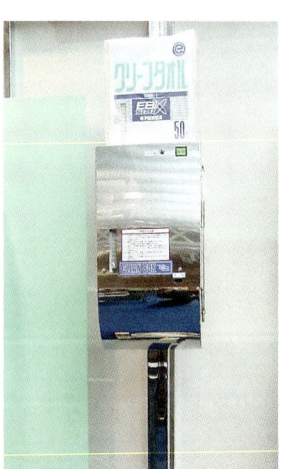

図9｜図10

図9　UVシャワーTDU-7S(エムエス：03-3814-1026).
図10　UVクリーンタオルボックスMST-2RS(エムエス：W400×D400×H1660).

手術室の消毒

　　手術室も消毒は必要でなく，清潔に保てば問題はない．歯科においては，独立した手術室が望ましいが，それが不可能であれば，他の処置をする場所から遮断して，朝1番に室内に塵埃が漂う前に手術をするなどの注意が必要である．無菌室のように厳密な清潔度を保つ必要はないが，空気清浄機などを備えることは好ましい．
　　口腔外科手術を行う場合，従来の歯科用のユニットは非常に使いにくい．このユニットには手術では使わない多くの付属品がついているからである．余分な付属品がなく，仰臥位をとれて，手術に適したように頭の角度が変えられ，台の高さが変えられ，身体が楽に横たえられる手術台が理想的である．最近，口腔外科でも使える専用の手術台が販売されるようになった(図11, 12).
　　これらの手術台では，切削用の機械，モニタ類，麻酔器，手術用の小さい道具を置くメイヨー台，点滴スタンドなどを周囲に自由に配置できる利点がある．

1 手術前準備

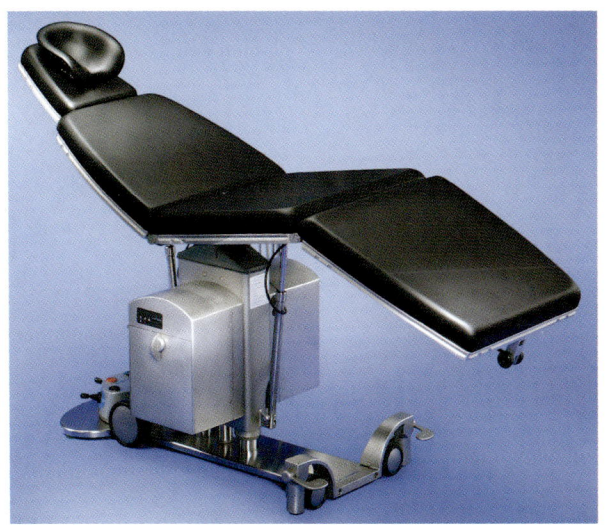

図11　brumaba OP(モリタ：03-3834-6161).

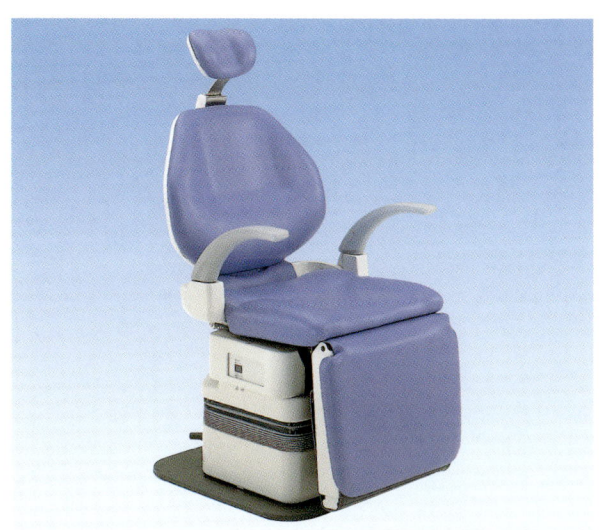

図12　PROport(タカラベルモント：03-3405-6877).

手術用の照明

　一般外科用の天井に固定した無影灯(図13)は，口腔外の顔面の手術には使えるが，口腔内の細かい手術には使いにくい．術野である口腔内への光の通路を術者の頭がさえぎるからである．とくに上顎臼歯部の手術や抜歯創の深部，臼歯部の骨切り時などのときには術野に光が届かない．

　光の射線がさえぎられる手術のときに役に立つのは，ヘッドライトである．医科用のヘッドライトは，クセノンランプを光源として光ファイバーで光を送るものがあり，一度使ったら手放せなくなるが，高価である．使いやすく，手ごろな値段のヘッドライトの開発が望まれる．筆者は自作したルーペ付のヘッドライトを使っている(図14)．

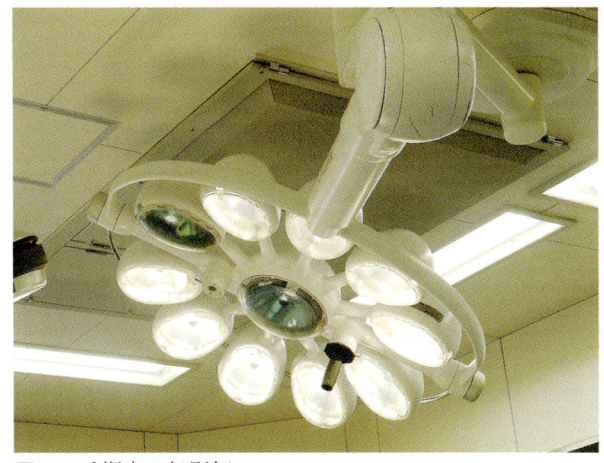

図13　手術室の無影灯．

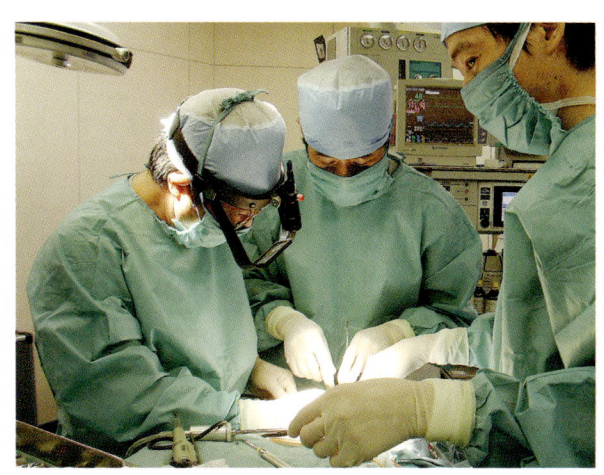

図14　ルーペつきヘッドライト(筆者の自作)．

手術室の空気

歯や補綴物の切削など粉塵を撒き散らす処置をしなければ，手術室の無菌室のように空気を清浄化するためのエアーフィルターは必要ない．用心のためにつけるならば，設置が簡単でコンパクトな簡易型の空気清浄機でよい（図15, 16）．

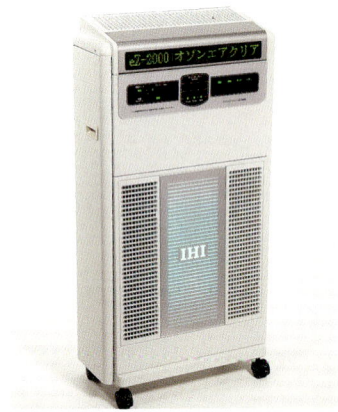

図15　オゾンエアクリア（日本光電ウエルネス：03-5996-8000）．

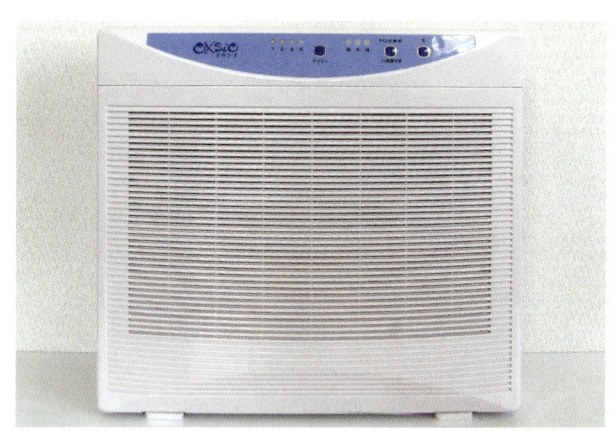

図16　光触媒空気清浄機オキシオ（装電社：0952-22-7638）．

手術中の患者のモニタリング

日本は高齢社会になってきている．このことは歯科治療や手術にあたって，全身的な偶発症を起こすリスクの高い患者が増えることを意味している．手術中に術者は手術野に神経を集中しているので，患者の全身状態への注意がおろそかになりがちであり，バイタルサインを調べることもできない．そこで，患者の身体の状態をモニタする器械が必要になる．血圧，心電図，脈拍数，動脈血酸素飽和度が自動的に測定できるモニタが比較的安価に提供されている（図17）．そのほかにも，きわめて小型の酸素飽和度計や心電計もある（図18, 19）．

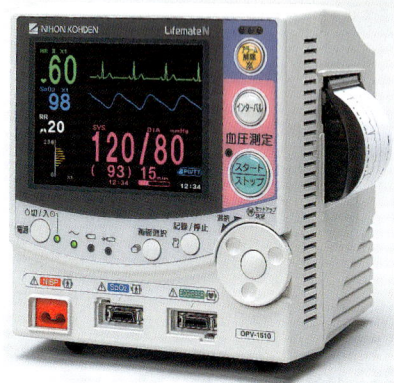

図17　Lifemate N（日本光電ウエルネス：03-5996-8000）．

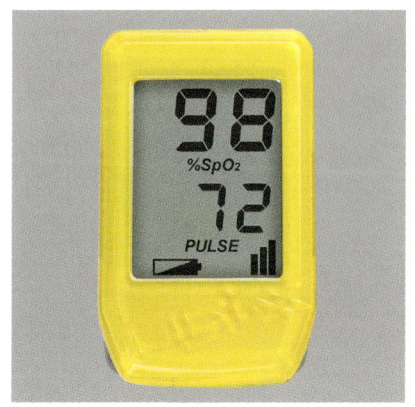

図18　パルスオキシメータ（ユビックス：03-5531-0154）．

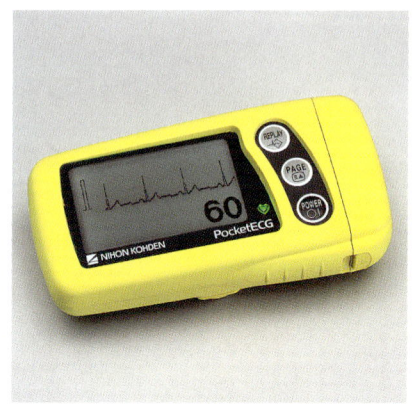

図19　ポケットECGモニタ（日本光電ウエルネス）．

1 手術前準備

除細動器

　心停止はどこででも発生する．歯科診療所も例外ではない．欧米では人の集まるところには除細動器の設置が義務づけられている．わが国でも空港やマンション，自治体などにも置かれているので，歯科医院にも設置して，その使い方に習熟することが望まれる時代になってきている（図20）．

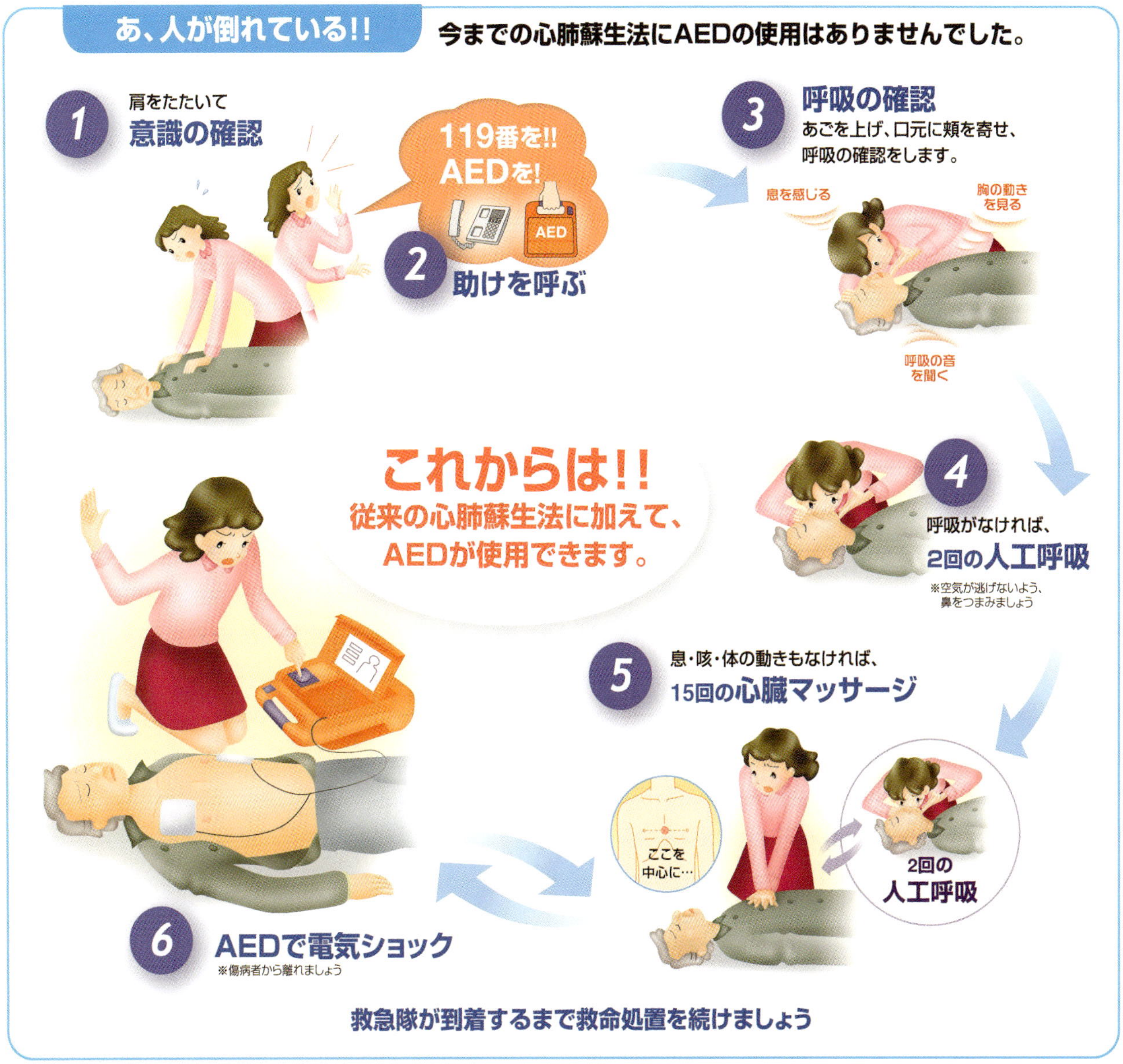

図20　AED-9200（日本光電ウエルネス：03-5996-8000）．

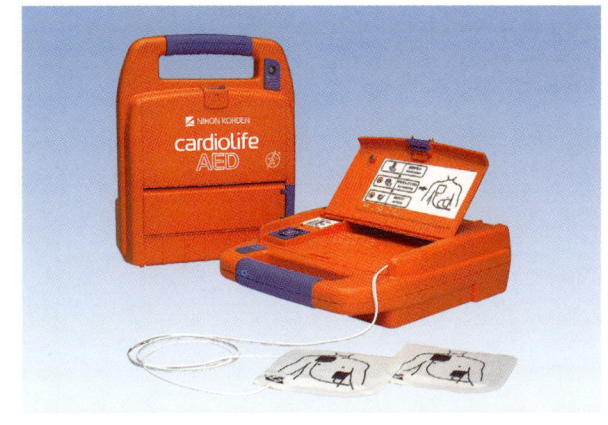

無菌法と清潔操作

　　　　手術を成功させるには，無菌法と清潔操作を守り，患者から患者へ，あるいは医療従事者への感染も防止する必要がある．
　　　　無菌法には，医療器械，器具の滅菌，消毒，手術室などの施設清潔化，術者と医療従事者の清潔操作がある．医学では一般的に滅菌，あるいは消毒された状態を「清潔」と呼び，そうでない状態の部位ないし機械・器具を「不潔」と呼ぶ．
　　　　手術を行う場合には，生体に傷を作るために，一般歯科治療に比べて感染の機会も多くなる．生体に異物であるインプラントの埋入までも行うのであれば，他からの感染を防ぐために厳重な清潔操作をしなければ，インプラント手術は失敗に終る．

手術時の手洗い法

　　　　手術用の上着とズボンに着替える．上着の下の部分はズボンのなかに入れて，紐をしめる．頭髪を完全に被う帽子とマスクを着用する(図21, 22)．その後，鏡で正しく着用されているか確認する．手術室用の靴にはき替える．

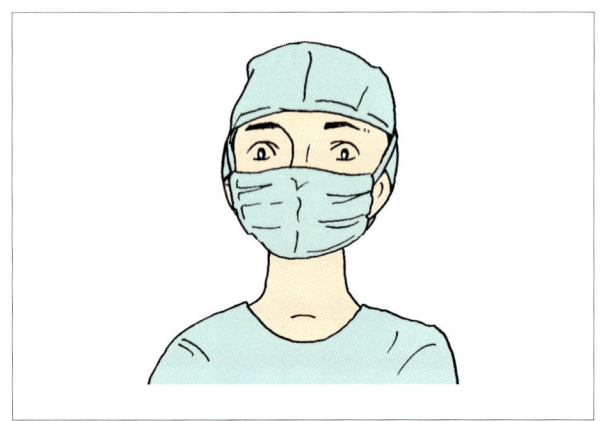

図21　帽子，マスクの装着．

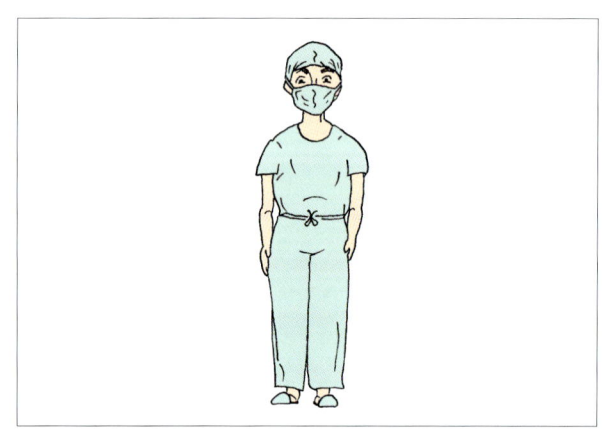

図22　手術衣を着る．靴をはき替える．

手洗い法

　　　爪を短く切る(図23)．指輪ははずす．
　　　手洗いの設備(水道水，水がはねない流し台，消毒剤，滅菌タオル)を備えていなければならない．滅菌したブラシまたは，スポンジを手に取り手洗い用の消毒液をブラシまたはスポンジにつけるとともに手掌に受けて，指先から肘の上5 cmまで塗りつける．はじめに両手の指先をブラシまたはスポンジでていねいに洗う(図24)．爪の部分が最も汚れているからである．最近は，ブラシは皮膚を傷つけるので使用

1 手術前準備

[**手洗い法**]

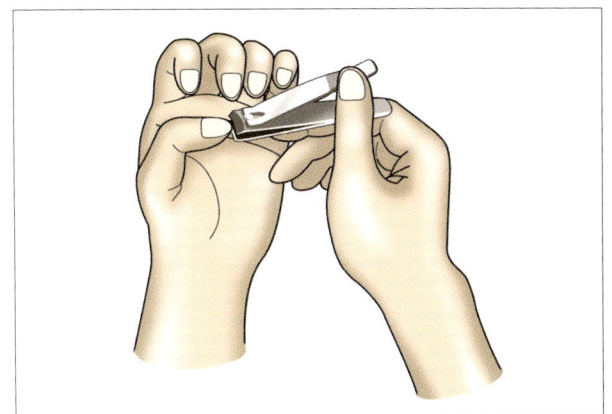

図23　手洗い前に爪を切る．

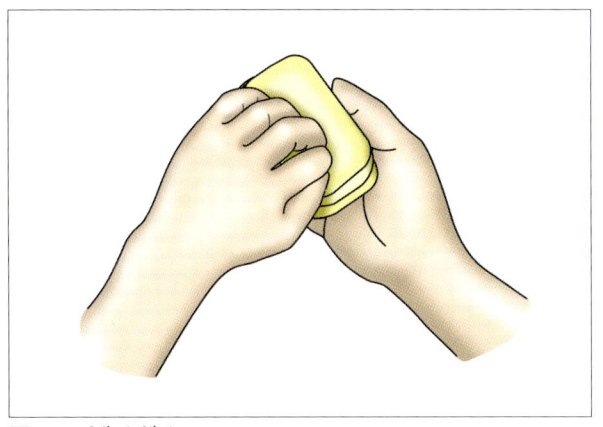

図24　爪先を洗う．

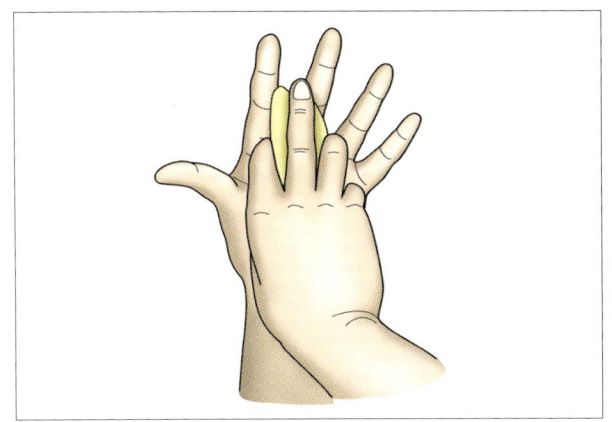

図25　指間を洗う．

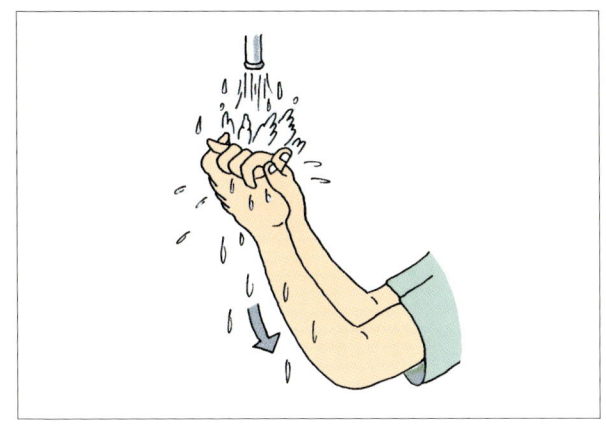

図26　手は肘より高くし，水は肘の方へ流れ落ちる．

　はやめて，軟らかいスポンジを使うようになったところもある．それに続いて，指，手掌，手の甲と洗う．指の間もきれいに洗う(図25)．

　左手首から先の手洗いが終ったら，右手に移り同様に洗う．左右が終ったら前腕の先1/2を左，右と洗い，最後に前腕の後方1/2を肘の上5cmまで洗う．このとき肘の下も洗うことを忘れない．

　これらの手洗い中は，手は肘より高く保持し(図26)流水で洗うのであるが，このとき滴る水は肘から下の方に流れ落ちるように注意する．新しいスポンジをとって同じ手洗いをもう一度くり返す．終ったら手首から肘に流水をかけて消毒剤を洗い落す．

タオルの使い方

　手拭用のタオルを2枚取り，左右の手掌と手の甲を拭く．また1枚のタオルを左手に握り込んだまま，もう1枚のタオルの一端を右手で持ち，他端を前腕の内側から回して，外側にかける．このタオルの両端を腕の下で，右手で合わせて輪を作り手首から肘に向ってしごくようにして拭き上げる(図27a)．このときタオルを肘から手首の方に戻してはならない．肘まで拭いたらタオルの内側の端を離し下方に引くとタオルは外側に回って腕からはずれる(図27b, c)．

[前腕でのタオルの使い方]

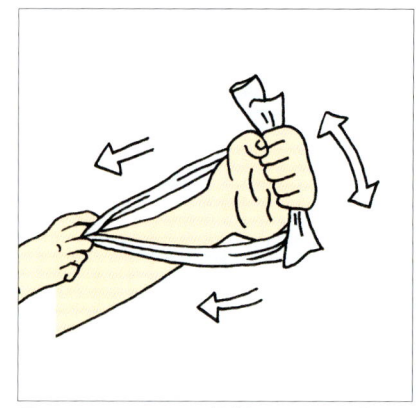

図27a　タオルを1枚握りこみ，別のタオルの端を左手に持ち前腕の内側から回し外側へかけ，タオルの両端を右手でつかみ輪を作る．腕をまわしながら手首から肘に向かってしごくように拭く．

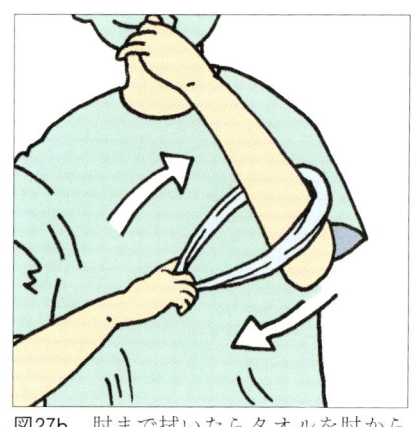

図27b　肘まで拭いたらタオルを肘から手首の方へ戻してはならない．タオルの内側の端を離す．

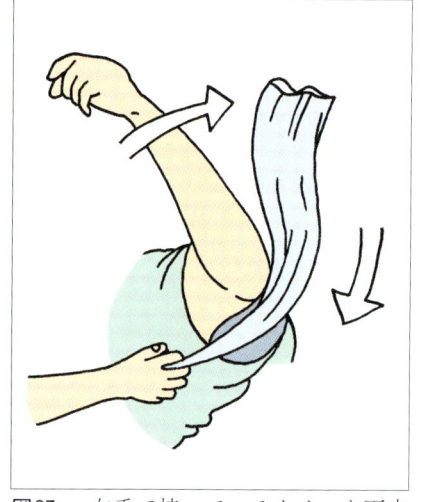

図27c　右手で持っているタオルを下方に引きながらはずす．

図27d　図27e

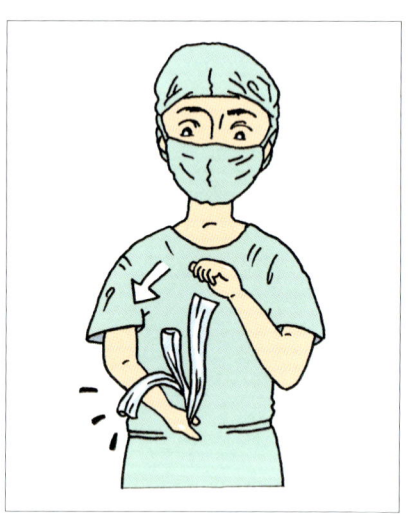

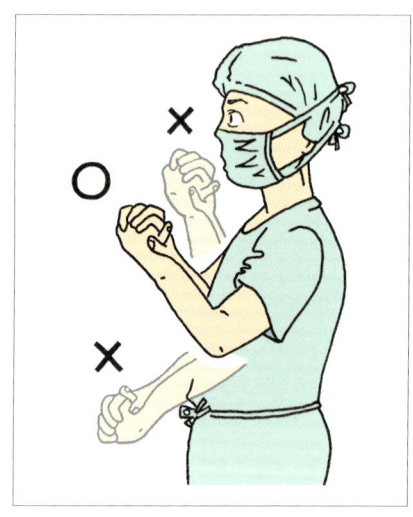

図27d　タオルは決して外側から内側に回してはずしてはならない．
図27e　手洗い後の手の位置．
　両手の消毒が終わったら，手を組んで斜め前方に保持し，他のものに触れないように清潔を保つ．

　タオルは決して外側から内側に回してはずしてはならない（プロの技／図27d）．左手に握りこんだタオルを右手前腕にかけて左手を用いて同様に拭き上げて乾かす．乾いたら腕全体にアルコールを吹きかける．
　これで両手の消毒が終わったので手を組んで斜め前方に保持し，他の物に触れないように清潔を保つ（図27e）．

ガウンの着用と手袋の装着

　間接介助（外回り）の人に袋からガウンを取りだして清潔なテーブルの上に置いてもらう．手洗いをした人は，ガウンの表側に素手で触れることなく裏面をつかんで，上下を識別し，右側の肩部の紐の先端を指でつまみ，紐の中央部を間接介助の人につかんでもらい，右手を袖に通す．手を伸ばして袖の中にすっぽりと腕を通し，袖の先から手をだす．その手で左側の肩紐の先端をつまみ，外回りの人に紐の中間

1 手術前準備

[手袋の装着法]

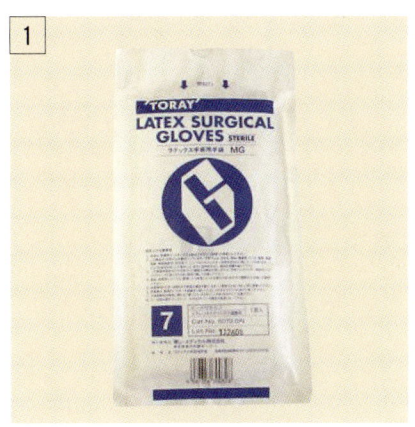
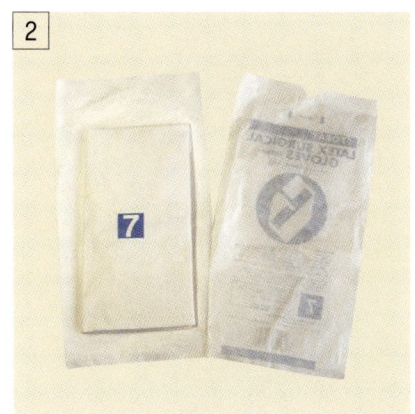
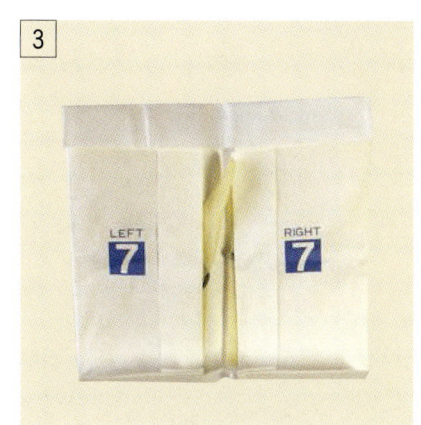
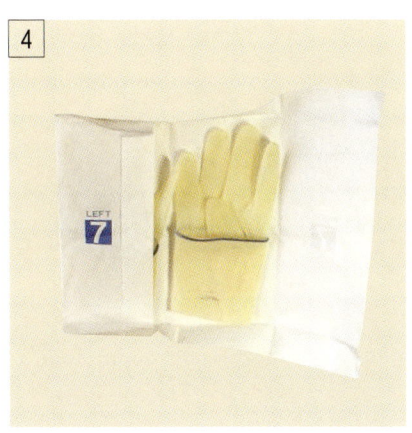
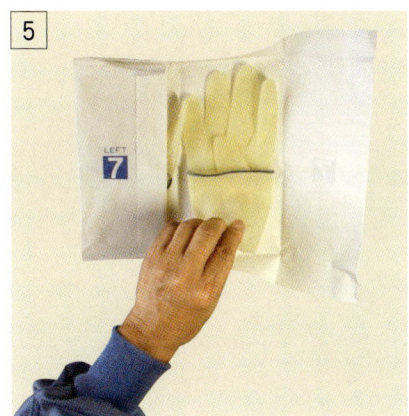
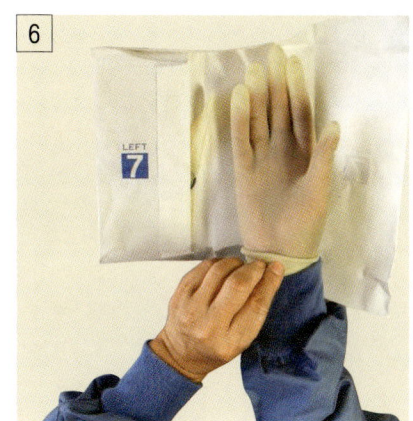
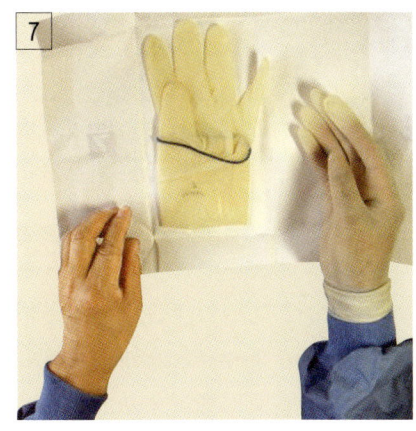
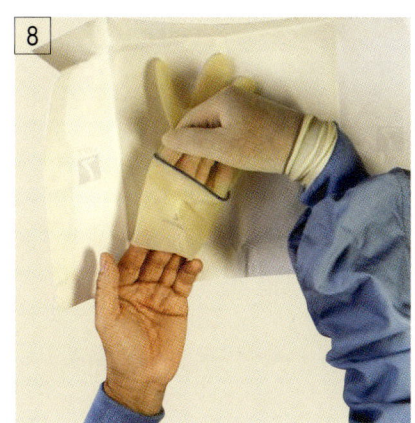
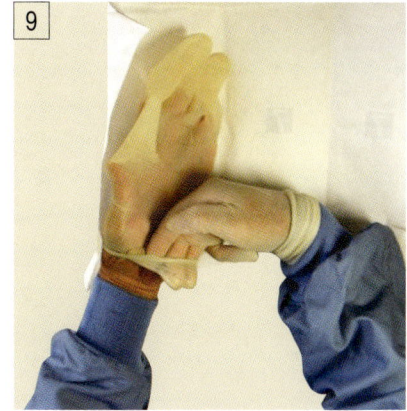
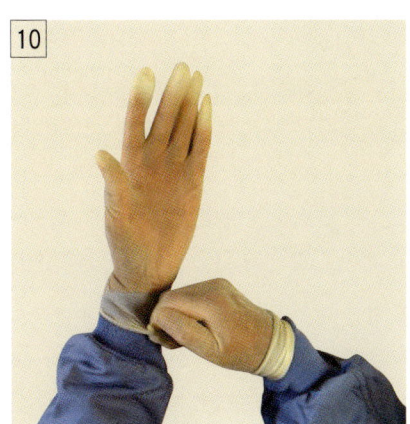
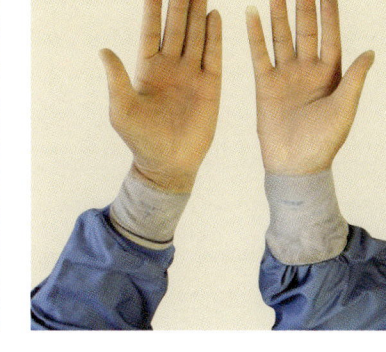
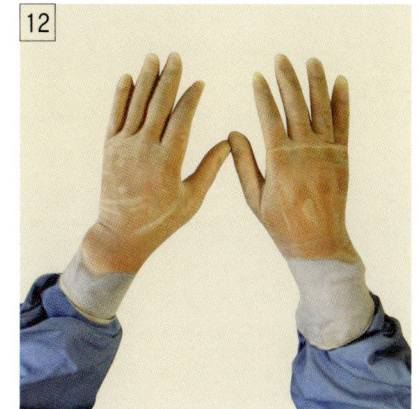

図28　手袋の装着法.

Part 1　インプラント手術と口腔外科手術の基本

[ガウンの着用とドレープ]

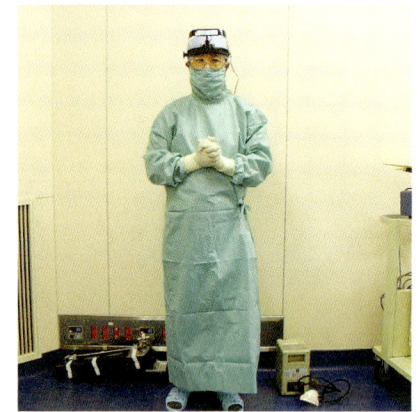
図29a　手術衣と手袋の着用.

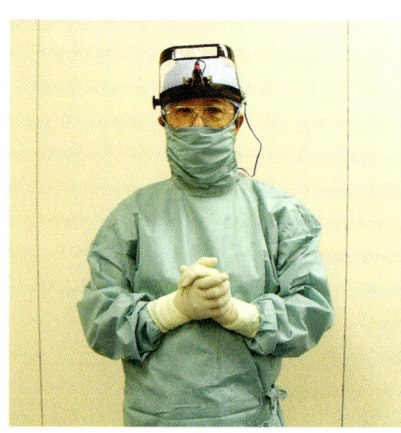
図29b　手の保持のよい例.

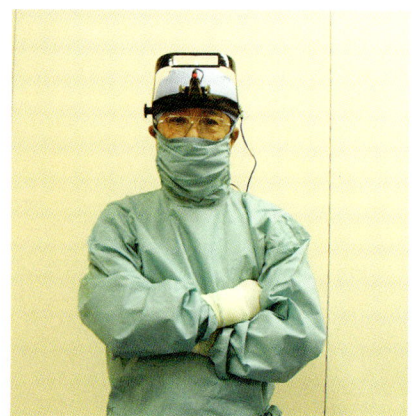
図29c　手の保持の悪い例.

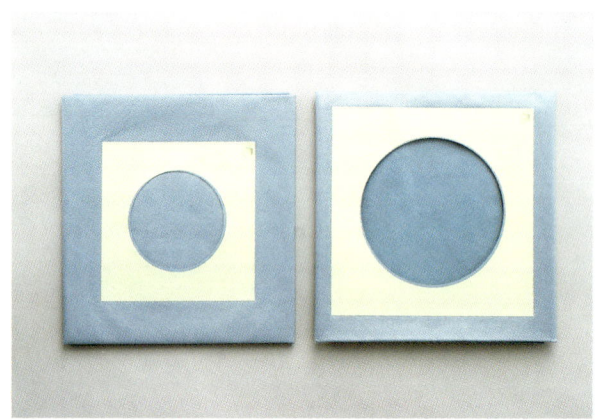
図30a　フェルラック®ドレープ（城楠歯科商会：03-3829-2221）.

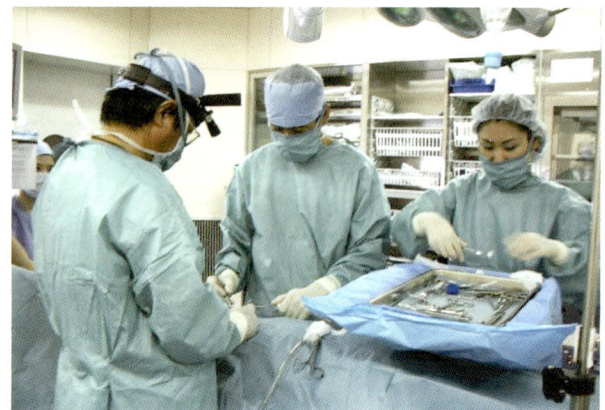
図30b　手術におけるドレープの使い方.

をつかんでもらう．袖に腕を通したら肩の左右の紐を引っ張り，さらにガウンの裏面のみに触れつつ，手洗い者に完全に着せて後部の紐を結ぶ．前方の紐は手袋を装着後に手洗い者が最後に結ぶ．

　手袋の装着は，助手が先に手袋をはめていれば，その人に滅菌した手袋の端を両手で持って広げてもらい，右手，左手と順次手袋に通す．あるいは手袋を納めた紙袋を清潔な場所に広げて，素手では手袋の内面だけを触れるようにしながらまず右手で左側の手袋の折り返し部をつかんで，左手を手袋に手首まで挿入する．次に手袋を装着した左手の第2，第3，第4指の指先を右側の手袋の折り返しの中に入れ，右手を手首まで手袋に入れる．最後に両方の手袋の折り返しをガウンの袖の方に伸ばして，手袋の端を袖に重ねる（図28，29）．

　患者には手術場搬入の前に口腔清掃を行い，手術用のゆったりしたガウンに着替えてもらう．患者の衣類に消毒液や血液がつくというトラブル防ぐためと，モニタを装着しやすくするためである．手術に際しては，口の周囲を消毒液（たとえばイソジン液）で消毒後，口腔内を消毒液（たとえば10倍に希釈したイソジンガーグル液）で消毒し，顔に穴あきドレープをかけ，さらに全身をドレープで覆う．

　ドレープは口腔だけが露出するようにあらかじめドレープに穴を開けておく．市販のものにはドレープの裏側に糊がついているものがあり，顔に張りつくので，手術中にドレープが口からずれることがない（図30a）．

メイヨー型消毒台

　口腔外科の手術，とくにインプラント手術を行うときには，切開，剝離のほかに，インプラント関係の小さい器具が数多くあるので，それらの機械・器具を置く場所の確保が大切になる．設置場所が術野の近くにあれば，手術時に少し手を伸ばすだけで機械・器具を手にでき能率的である．患者さんの胸の上に手術機械を置ければいいのだが，残念なことに歯科用のユニットに付属したテーブルは上から吊り下げられているので不安定である．

　医科で使われるメイヨー台と呼ばれるものが使いやすい．しかしメイヨー台は横から見るとカタカナの「コ」の字型をしているので，通常の置き方では，メイヨーの土台がユニットの土台にぶつかって，適切な位置に置けない．そこでメイヨーのテーブルと床に接する土台に角度をつけて，ねじって使う必要がある．

　テーブルにかける滅菌シーツ（スミスメディカル：03-5684-0612）は，専用品が市販されている．シーツは袋状になっていて，天板に横からすっぽりと被せられるようになっている（図30b）．

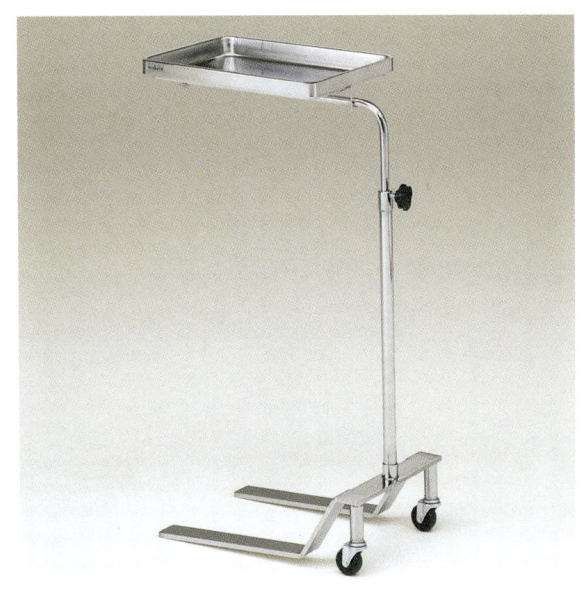
メイヨー型消毒台（アズワン：06-6447-8638）

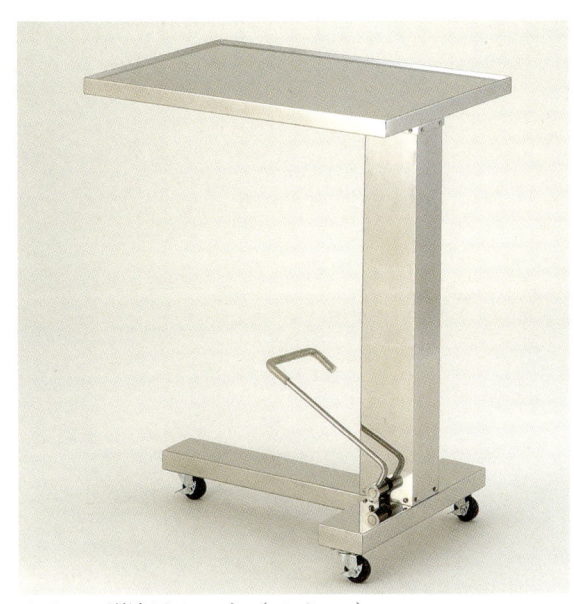
メイヨー型油圧テーブル（アズワン）

2 手術用の器材と器械

縫合糸

縫合糸には，非吸収性のものと吸収性のものがある．また，その大きさに規格があり，USP規格とJIS規格では異なるので表1に示す．USP規格では数字が大きくなると糸が細くなるが，JIS規格ではその逆である．

表1 歯科で使われることの多い非吸収性縫合糸の規格(USP規格とJIS規格との比較)．USP23版およびJIS(1979)による．

USP サイズ	メトリック サイズ (Gauge No.)	直径(mm) 最小	直径(mm) 最大	平均結節抗張力(kg) クラスI	平均結節抗張力(kg) クラスII	平均結節抗張力(kg) クラスIII	JIS サイズ	抗張力 (kg)	平均結節抗張力(kg)
7-0	0.5	0.050	0.069	0.11	0.06	0.16			
6-0	0.7	0.070	0.099	0.20	0.11	0.27			
5-0	1	0.10	0.149	0.40	0.23	0.54	1	0.3以上	0.15以上
4-0	1.5	0.15	0.199	0.60	0.46	0.82	2	0.6以上	0.3以上
3-0	2	0.20	0.249	0.96	0.66	1.36	3	1.2以上	0.6以上

クラスIの縫合糸は，各種合成繊維およびブレイドシルク．クラスIIの縫合糸は，綿糸とリネンおよびバージンシルク．クラスIIIは，金属製縫合糸．
表記の数値は滅菌済みの縫合糸における抗張力限度を表したもので，クラスIとクラスIIの未滅菌の縫合糸はこの表の数値より25％増とする．
JISは医療用絹製縫合糸の規格．なお，JISでは，縫合糸10mあたりの質量で規格されているため，直径は参考値です．

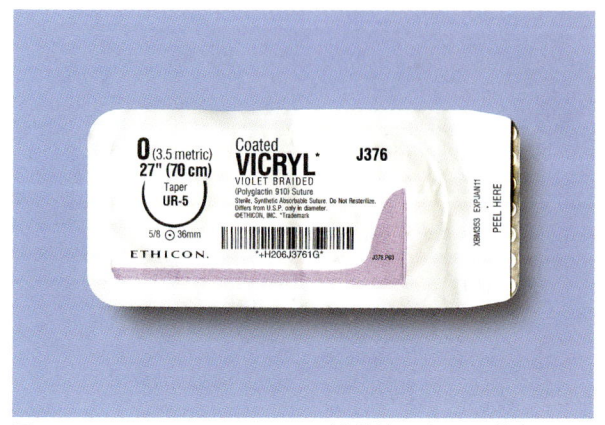

図31a コーテッドバイクリル滅菌済み糸つき針(スタンダードパッケージ：ジョンソン・エンド・ジョンソン)．

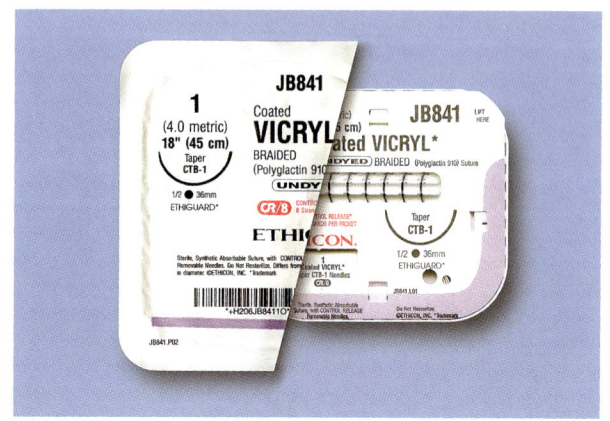

図31b コーテッドバイクリル滅菌済み糸つき針(コントロールリリースパッケージ：ジョンソン・エンド・ジョンソン)．

最近の糸はほとんどのものがパックに入って滅菌された状態(図31)で販売されているので，滅菌済みの縫合糸は不潔にならないようにして取り出さねばならない(図32)．口腔内の縫合には3-0，4-0の絹糸や吸収性糸であるバイクリルが適している．歯肉乳頭の形成など繊細な手術には5-0，6-0のバイクリルやプローリン糸を用いる．

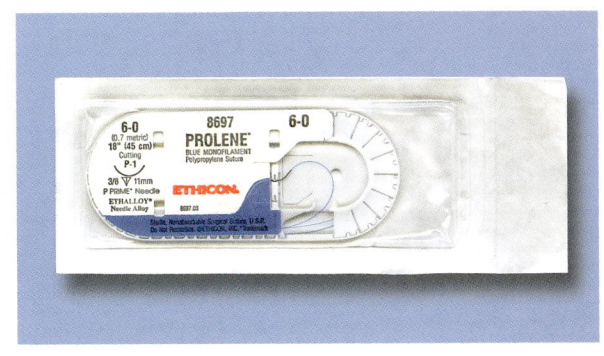

図31c　プローリン滅菌済み糸つき針(ジッパーパッケージ：ジョンソン・エンド・ジョンソン)．

不潔領域での操作　オーバーラップ(二重包装の外装)の開け方

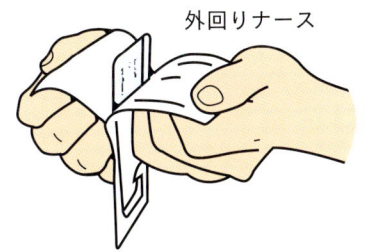

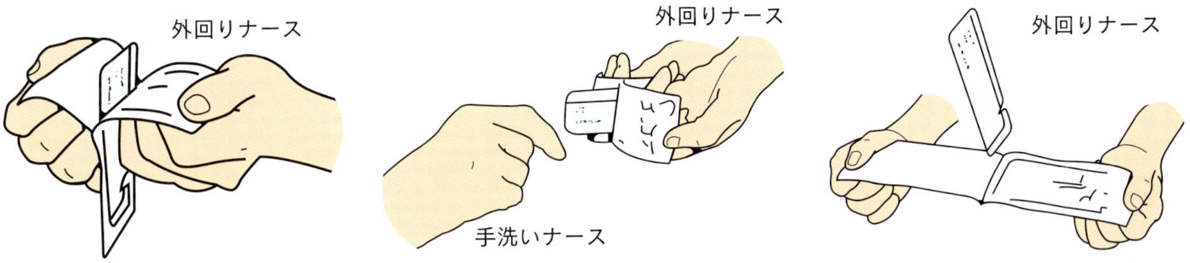

①図のようにパッケージを半分開ける．

②図のように内側のパッケージを手洗いナースに差しだす．

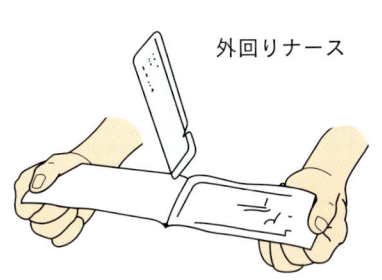

③あるいは，清潔区域へはじきだす．このとき，手がメイヨー台上に入らないように注意すること．

注意事項
①オーバーラップの表面は滅菌されていない．
②素手で触れられるのはオーバーラップの外側だけ．
③上記の投げ渡しか，手渡しの方法を使うこと．
④清潔区域上に素手を差し入れないこと．

清潔領域での手洗いナースの操作　滅菌済みフォイルパックの開け方

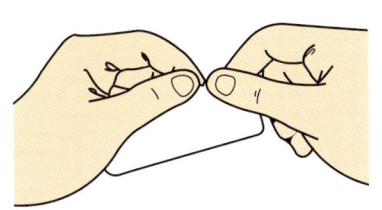

①図のようにパックをつかみ，切り口の右側を手前に裂いて開ける．

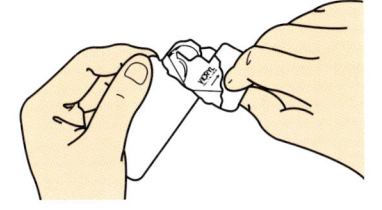

②そのまま持針器を針に取り付けて縫合糸を引きだす．

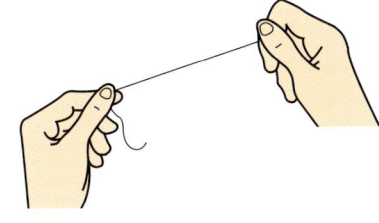

③ていねいに引っ張り，パッケージメモリー(糸くせ)を取り除く．
注：このとき針を持たない．

図32　滅菌済み縫合糸つき針の取り出し方．

表2 歯科で使われることの多い糸つき針(ジョンソン・エンド・ジョンソン).

コーテッドバイクリル
▽**逆三角針** REVERSE CUTTING

CR：コントロールリリース針　SOT：Safety Organizer Tray

針		糸の種別	糸の長さ×本数	糸の太さ						
				8-0	7-0	6-0	5-0	4-0	3-0	2-0
3/8 Circle 弱湾										
19mm	FS-2	白ブレイド	70cm×1				J421H	J422H	J423H	
		紫ブレイド	45cm×1				J391H	J392H	J393H	
1/2 Circle 強湾										
23mm	X-1	紫ブレイド	70cm×1						J460H	J461H
		白ブレイド	70cm×1						J458H	J459H
		紫ブレイド	45cm×8 CR／SOT						J790D	D8952

プロリーン
▽**逆三角針** REVERSE CUTTING

1/2 Circle 強湾

針		糸の種別	糸の長さ×本数	8-0	7-0	6-0	5-0	4-0	3-0	2-0
12mm プライム	PS-5	青モノフィラメント	45cm×1				8655G	8656G		
11mm プライム	P-1	青モノフィラメント	45cm×1		8696G					
13mm プライム	P-3	青モノフィラメント	45cm×1				8695G	8698G		

SUTUPAK(スートパック) 切断済縫合糸　滅菌済

糸の種別	糸の長さ×本数	糸の太さ							
		6-0	5-0	4-0	3-0	2-0	0	1	2
紫ブレイド	45cm×12			J103T	J104T				

　　口腔外の口唇や顔面皮膚の縫合には，筋肉縫合に3-0, 4-0バイクリル，皮下縫合に5-0ナイロン，プローリン，PDS，表面の皮膚縫合には細い6-0のナイロンやプローリンを使う(**表2**).

縫合針

　　断面の針先の形状から分けて丸針，角針があり，角針にも湾曲の内側に刃がついた角針と湾曲の外側に刃がついた逆三角針がある．湾曲の種類から1/4，3/8，1/2，5/8，直針があり，糸がついているかどうかで，糸つき針と糸なし針があり，糸なしの針では目通しと弾機がある．

　　今日では，縫合には糸つきの針を使うことがほとんどであるが，弾機の針への糸のつけ方は，知っておくと便利である．針の長さと湾曲はいろいろあるので，縫合する組織によって適切に選ぶ必要がある(**図33**).

針先の種類

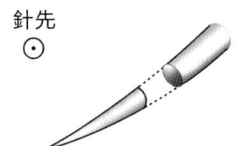

丸針
腹膜，腸，心臓など，やわらかく刺通しやすい組織に主として使われる．

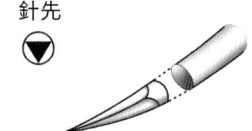

テーパーカット針
ユニークな縫合針で，丸針の先に鋭利な三角形の刃がついている．かたい組織に適する．

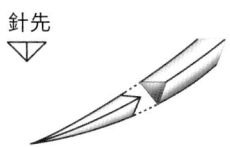

逆三角形
第3の刃が湾曲の外側についており，内側は三角形の底辺となっている．かたく，刺通しにくい組織に適する．

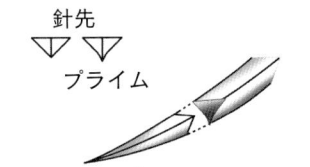

プレシジョンポイント，プライム，逆三角針
非常に鋭利な表皮用縫合針．デリケートな形成手術，美容形成手術に使われる．

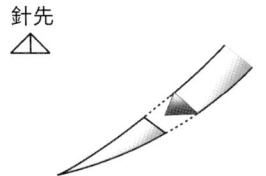

角針
両外側に向かって2つの刃，湾曲の内側に向かって第3の刃がついている．針の中心寄りからボディは楕円形となる．

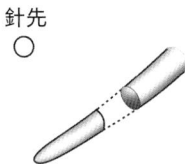

鈍針・エチガード針
針先が丸みを帯びた特殊縫合針．肝臓，腎臓などやわらかい組織で創傷を極力避けなければならない組織に使われる．医療従事者の針刺し事故によるリスク軽減に有効．

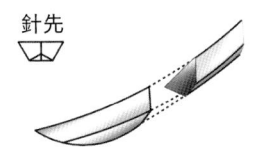

セーバーロック ヘラ型針
上下が平らで，両側に鋭利な刃を持つ眼科用縫合針．層と層の間に分け入りやすいようにデザインされている．

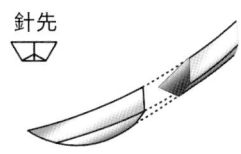

マイクロポイント ヘラ型針
薄く，平たい形状をした眼科用縫合針．眼球前方部の手術に使われる．特殊研磨によって刃先は非常に鋭利である．

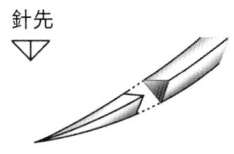

マイクロポイント 逆三角針
非常になめらかで，極めて鋭利な刃を持った眼科用縫合針．眼球のかたい組織を正確にかつスムーズに刺通できる．

湾曲の種類

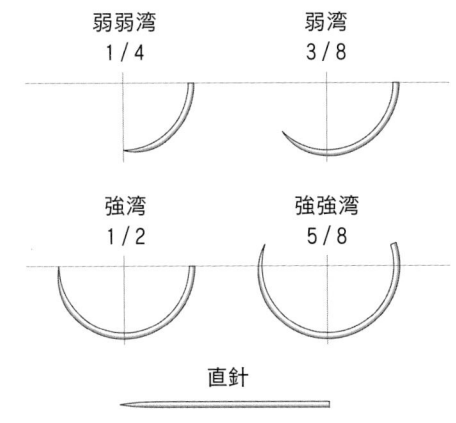

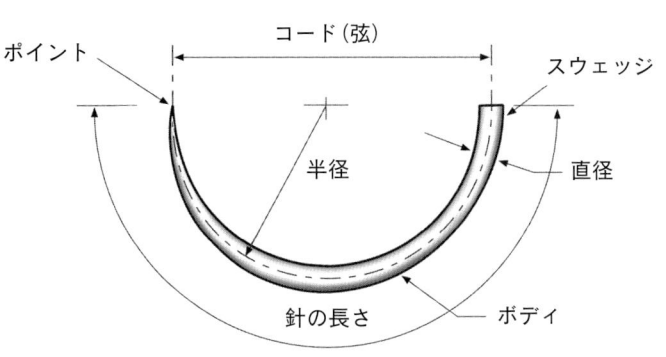

図33 縫合針の種類（ジョンソン・エンド・ジョンソン）．

メスと把柄

替え刃を柄につけるディスポーザブルの替え刃メスがほとんどで，医科用として販売されている替え刃のメス刀(図34)は，非常に多い．通常，口腔の手術に使うのはNo.11，No.12，No.15，No.15cである．把柄は平たいものと円形のものがあるが，口腔の手術には丸いのが適している(図35)．

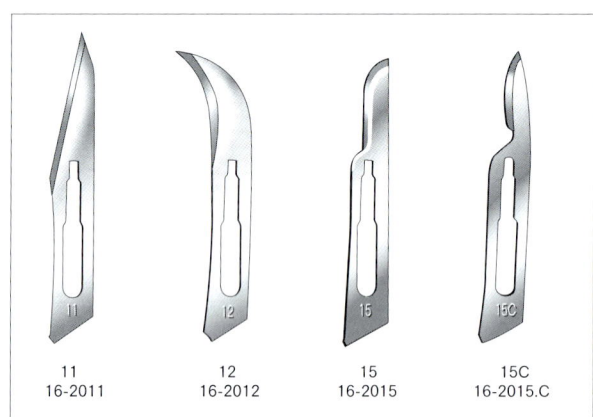

図34　歯科で使われることの多い替え刃のメス刀．
GEISTER(usa@geister.com)
ユニメディック：06-6316-7330

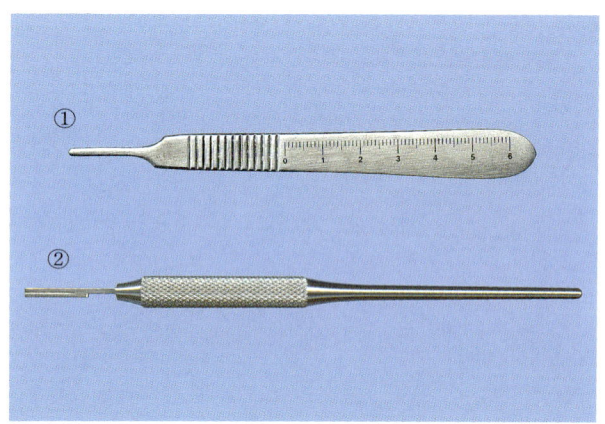

図35　替え刃メスの把柄(タスク：03-3915-2413)．
① #3
② 直-丸柄(16cm)

持針器

口腔内の狭い場所では比較的小さい針を使うことが多いので，長さ16cm前後のHegar型，あるいはそれより細いWebster型持針器が最も使いやすい(図36)．Rosel型，Matteu型もあるが，これらは一般外科の大きな手術に適するように作られていて，口腔内での細かな手術には不向きである．Castroviejo型は，5-0，6-0の縫合糸で縫合するときのみに使う．

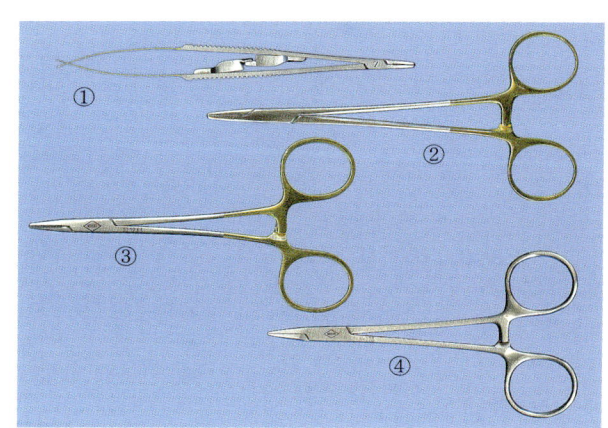

図36　持針器．
① Castroviejo 曲14cm(タスク：03-3915-2413)
② Hegar 持針器15cm(ケイセイ医科工業：03-3816-5889)
③ Hegar 持針器13cm(ケイセイ医科工業)
④ Webster 小型形成持針器(ケイセイ医科工業)

① 持針器は使用する針にあったサイズのものを使う．
② 針をつかむ先端部がしっかりした良質のものを使う．タングステンカーバイトがついているものが好ましい．

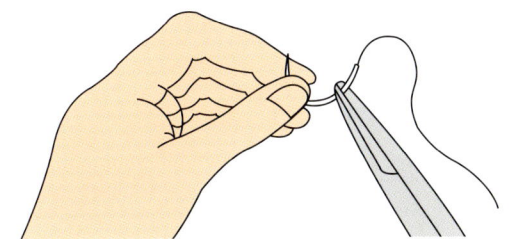

③ スウェッジ部分（糸固定部分）から針先までの距離の1/3から1/2のところを把持する．スウェッジ部分およびその近くは把持しない．

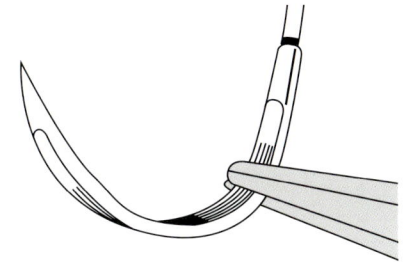

④ 針は，持針器の先端でしっかりと把持する．

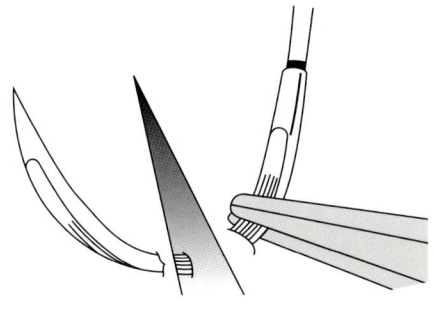

⑤ 組織に針を刺し入れるときは，針の湾曲に沿って運針する．
⑥ 組織から針を引き抜くときには，持針器で針先や刃をいためないよう，できるだけ針先や刃から離れたところを把持する．

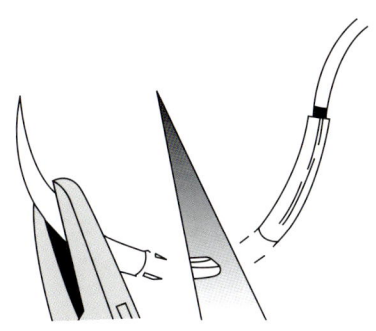

⑦ 小さな針で組織を大きくえぐることのないよう気をつける．
⑧ 針先を組織から出しにくいときは，針に無理な力を入れたり，ねじったりせず，針をいったん元に引いて，再度組織に刺し入れる．
⑨ 切れ味の悪い針で無理に組織を刺通せず，新しい針を使う．
⑩ 縫合時，創縁を寄せたり，合わせたりする目的に針を使わない．

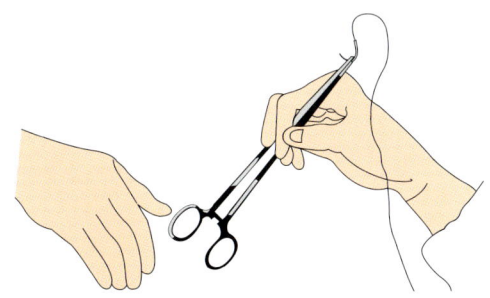

⑪ 針を把持した持針器を術者に手渡すときは，持ち替える必要がないよう術者が使う方向に向けて手渡す．
⑫ 先端部が異常にかたい持針器や，先端部がギザギザした持針器あるいは欠陥のある持針器で針をきつく握り過ぎると，針がいたんだり，傷がつき，連続して使っていると曲がったり，折れやすくなる．
⑬ よりかたく，より繊維質な組織に対しては太めの針を使う．
⑭ 深く狭い部位では，思い通りの運針ができにくいので，より注意深く運針するか，場合によっては少し太めの針を使う．

図37 持針器の選択と使い方．

歯周外科の研修会ではマイクロサージェリー用に作られたCastroviejo式を使うように教育しているようであるが，この持針器は5-0より細い糸つき針に使うように作られている．3-0, 4-0の針を把むと先端が開いてしまい，細い糸をつかめなくなる．したがって，細い糸つき針で縫合するときのみに使うべきである．そうでないと，高価な持針器を壊してしまうことになる．

持針器，剪刀は，共通の持ち方があるので，図37を参照していただきたい．

Part 1　インプラント手術と口腔外科手術の基本

組織への針の通し方

　縫合する場合，持針器を持つ手首を左に少しひねって組織の表面に縫合針を垂直に刺入し，糸で十分な量の組織をつかまえるようにする．反部から表面に向って直角に近い角度で針を通す．縫合するものが，粘膜骨膜弁であれば，粘膜だけに針を通すのは避けて，粘膜と骨膜を貫通させて針を通す．糸を結んだ後に創縁が凹むのではなく，少し隆起することを理想とする．

　深い創では，深部に死腔を残さないように骨膜縫合，筋肉縫合を行う．

剪刀

　先端が尖っていなくて，少し鈍になっている長さ16cmの弱く湾曲した形成剪刀と，長さ18cmの弱く湾曲したMetzenbaum剪刀が使いやすい．他に，口腔の奥の部分の手術には，器械を持つ手が視野をさえぎることがないので，耳鼻科用の下甲介剪刀が便利である（図38）．

　剪刀も持針器と同様に第4指をリングに入れて第2指と第3指で本体を安定するように支持しながら切断や剥離をすすめる．剪刀は単純に切るためだけの器具ではなく，組織のなかに先端を刺入し，先端を開く動作によって鈍的に創を開き，切ってはいけない重要な神経や血管を残して，その周囲の切ってもいい組織を切離して剥離をすすめることができる．剪刀の先を開くという動作はきわめて大切な手術テクニックのひとつである．

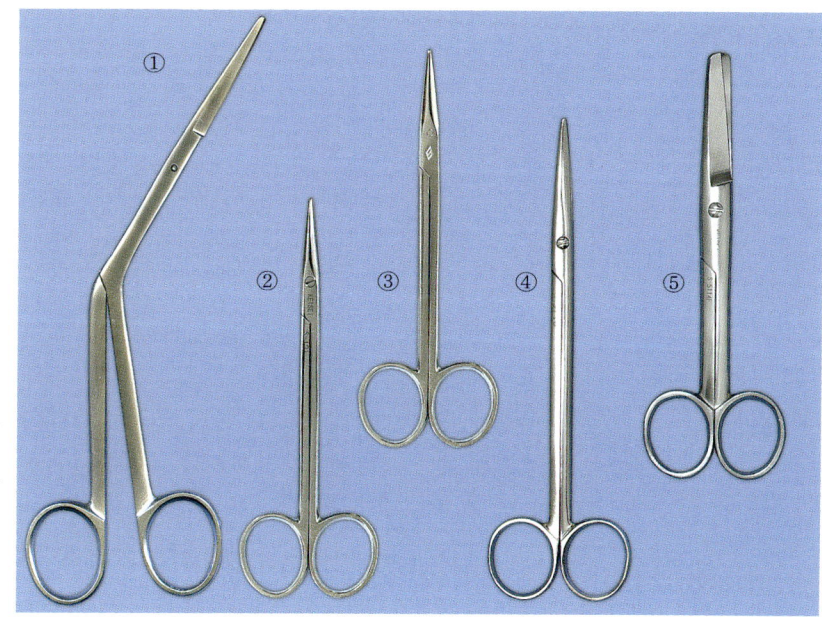

図38　剪刀．
①Heimann氏下甲介剪刀：大（永島医科器械：03-3812-1271）
②剪刀：曲（ケイセイ医科工業：03-3816-5889）
③剪刀：直（ケイセイ医科工業）
④Metzenbaum反剪刀（ケイセイ医科工業）
⑤外科反剪刀（ケイセイ医科工業）

ピンセット

　手術に歯科治療に用いるバヨネット状の湾曲したピンセットを使う人がいるが，これは止めてもらいたい．口腔の軟組織を取り扱うときに優れているのは，長さ16cm程度の有鉤ピンセット，具体的にはMaIndoe型の有鉤ピンセットである（図39）．

　創縁の損傷が少ないということで，無鉤ピンセットを推奨する人もいるが，筆者の考えでは，無鉤ピンセットは，組織を持ったときに滑りやすいため，それを防ぐために強く持つと軟らかい組織を挫滅させてしまい，縫合後の創傷治癒を防げてしまう．したがって有鉤ピンセットの使用をすすめたい．

　歯冠乳頭部を縫合する場合には，Adson型または，微小血管用の有鉤ピンセットが適している．

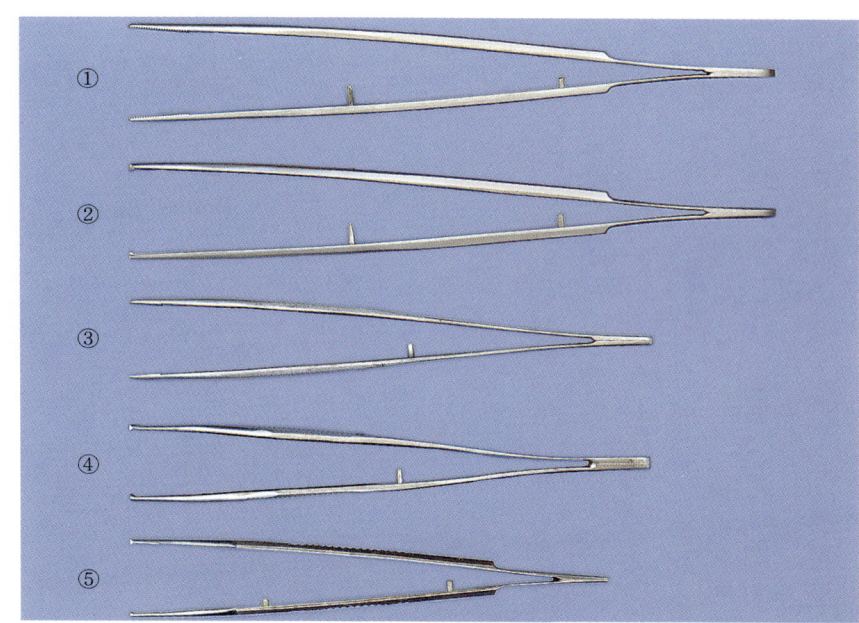

図39a　ピンセット．
① MaIndoe 無鉤（ケイセイ医科工業：03-3816-5889）
② MaIndoe 有鉤（ケイセイ医科工業）
③ Adson 無鉤（ケイセイ医科工業）
④ Adson 有鉤（ケイセイ医科工業）
⑤ 微小血管鑷子（ケイセイ医科工業）

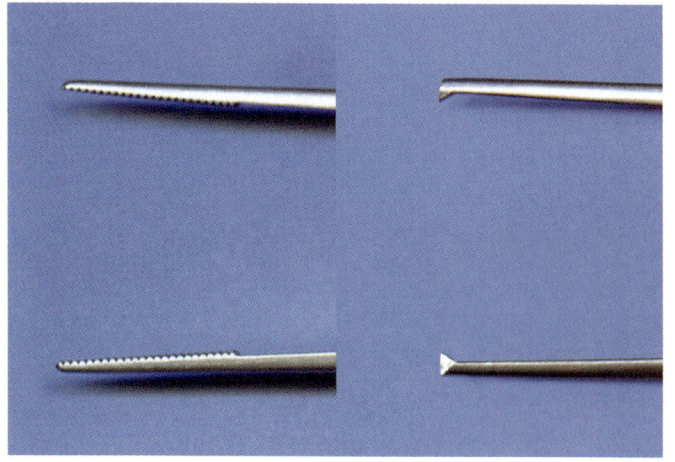

図39b　有鉤ピンセット（右）と無鉤ピンセット（左）の先端のクローズアップ．

その他の手術器械

骨膜剥離子と粘膜剥離子

粘膜と骨膜を切開したあと弁を起こすときに使うが，さまざまな大きさと形態のものがある．骨膜を含む弁を剥離するときには，耳かき状で，辺縁に少し刃がついた剥離子を使うと，きれいに骨膜が剥がすことができる(図40)．

粘膜のみを剥離するときには，逆に湾曲が弱く，辺縁が鈍い剥離子がよい．この剥離子と次に述べる鉤は，手術をするものの好みによることが多いので，自分に合うような形態に歯科用のエンジンで加工して使うことを勧める．

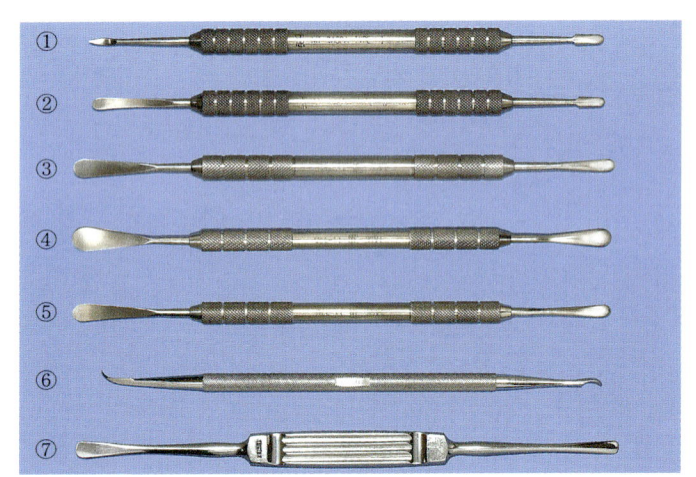

図40　剥離子．
① TYPE I（ミツバオーソサプライ：03-3949-0066）
② TYPE II（ミツバオーソサプライ）
③ Ti10B（タスク：03-3915-2413）
④ Ti11A（タスク）
⑤ Ti11B（タスク）
⑥ ラスパトリューム-G（ケイセイ医科工業：03-3816-5889）
⑦ ラスパトリューム-F（ケイセイ医科工業）

鉤

幅と長さ，先端の角度が手術する場所によって変わる．最適な鉤が使えるように，さまざまな種類を用意することを薦める(図41)．やわらかい金属製のへらを必要に応じて適宜屈曲して使うのもよい方法と思う．

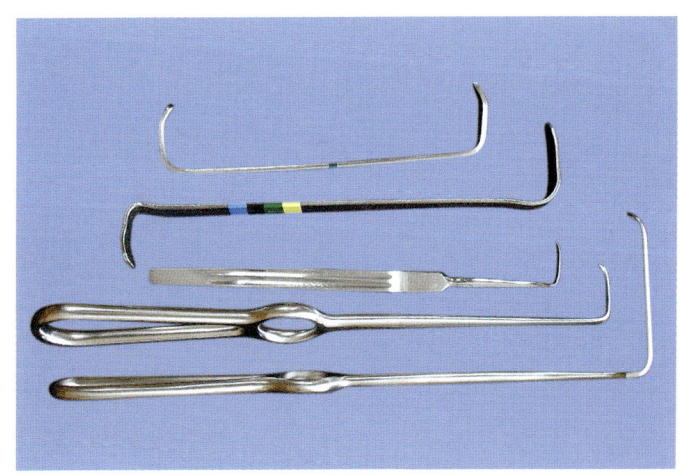

図41　鉤．
タスク（03-3915-2413）
インプラテックス（03-5850-8555）
永島医科器械（03-3812-1271）

吸引チップ

細かい手術は，十分な吸引力のある吸引機と先の細い吸引チップが準備できなければできない．軟組織がチップの先端に吸いついて吸引できなくなることを避けるためには，チップの先端から数ミリ手前の，管の側面に直径2 mm程度の孔が開けられた吸引チップを使う（図42）．

図42　先の細い吸引チップ．
吸引チップの先が軟組織に吸いついて吸引できなくなることを避けるために，チップ先端から数ミリ手前に直径2 mmの孔が開けてある．
① #9（タスク：03-3915-2413）
② Ti91（タスク）

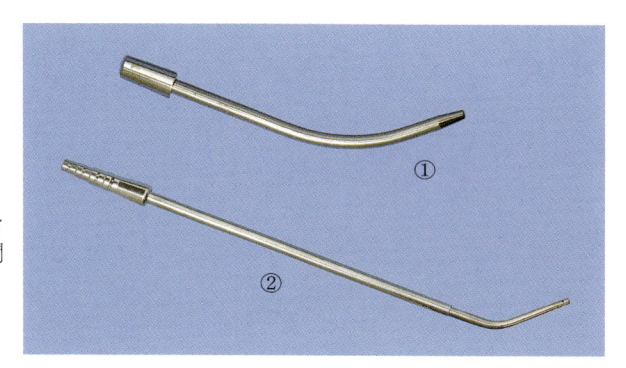

血液その他の吸引の大切さ

外科手術の成功の鍵は，手術する部位をよくみえるようにすることである．内視鏡下の手術では，狭い入り口から術野がよく見えるようにさまざまな工夫がされている．口腔外科手術の際も同様である．

日常あまり気にかけないことに，血液，唾液，生食水などの吸引がある．歯科用のユニットについている吸引装置は手術時に使いにくい．理由はホースが太くて重いため細かい操作に向かなく，吸引チップの形態が不適当だからである．

外科用に使いやすくするためには，ユニットについているホースにもっとしなやかなプラスチック製のチューブをつなぐ．その先に先端が細い吸引チップをつける．プラスチックチューブは，吸引チップの径に合わせられるように場所によって直径が変わっているため，口径に合わせて切断し接続する（下図参照）．

また吸引チップの先端に軟組織が吸いついて先端を塞いでしまうと，血液の吸引ができなくなるので，吸引チップの先端から3〜5 mmの管の側面に歯科用エンジンで1 mm程度の穴を開けておくと便利である．

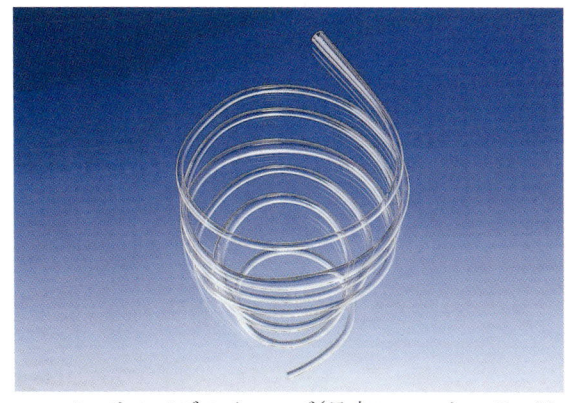

ユニバーサルバブルチューブ（日本シャーウッド：03-3355-9415）

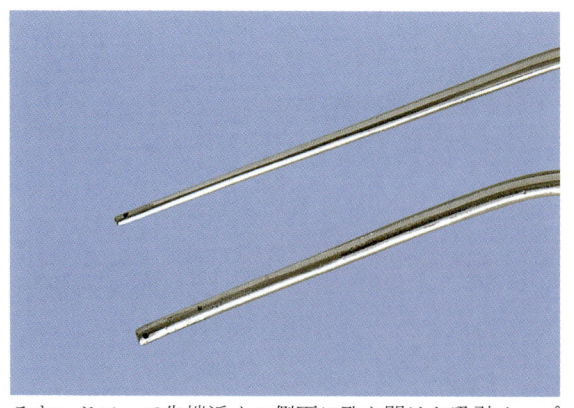

ラウンドバーで先端近くの側面に孔を開けた吸引チップ（永島医科器械：03-3812-1271）

3 切開，剥離，止血，縫合時の器具の使い方

切開

　切開は主として，メスを使うが，剪刀を使うこともある．
　直線状，ゆるやかな湾曲の切開にはNo.15，複雑な形の切開にはNo.11，歯の遠心部など到達しにくい場所にはNo.12を使うが，No.15cは円刃なのに先端が尖っているので，さまざまな形の切開に使えて，応用範囲が広い（図34）．
　メスの把柄は，口腔外科の手術に使うには棒状の形態がよい．それを執筆法で持てば，メス刃の方向を指先の持ち方で自由に変えられるので，あらゆる方向の切開が可能である（図43）．
　皮膚，筋肉，骨膜の切開，切離に剪刀を使う場合は，組織の下に剪刀の一方の刃を挿入できる隙間があるときである．このような場合は，メスを使うよりも，剪刀を使った方が，きれいに切れることがある（図44）．

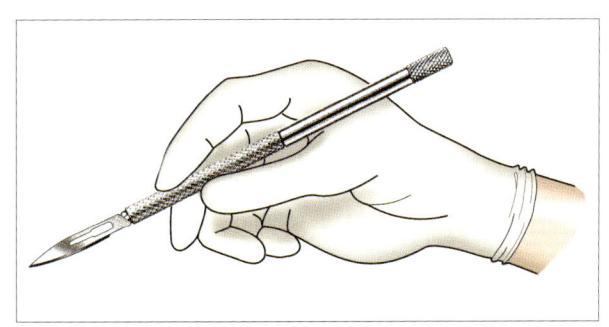

図43　執筆式のメスの持ち方．

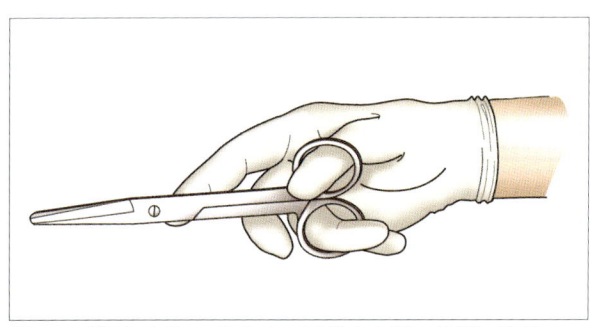

図44a　剪刀の正しい持ち方．示指と中指の位置に注目．

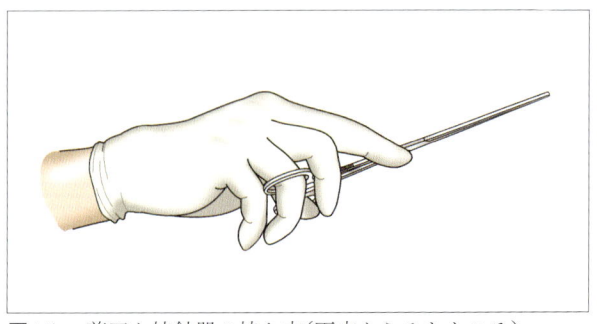

図44b　剪刀と持針器の持ち方（下方からみたところ）．

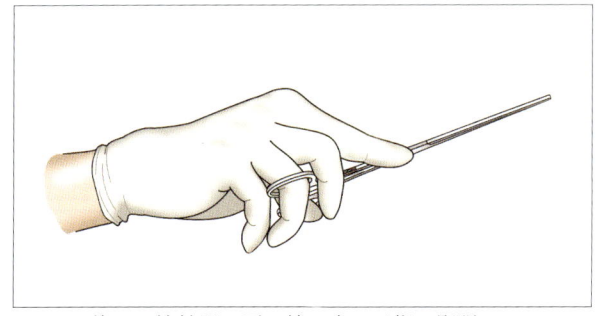

図44c　剪刀と持針器の悪い持ち方．示指が緊張している．

剥離

　組織の剥離には，いろいろな形の剥離子を使う(図40参照)．歯肉では粘膜骨膜弁を剥離することがほとんどである．この部の骨膜は歯槽頂または歯肉縁に近い部位で骨と強く結合しているが，そこから離れるにつれて，結合が弱くなる．そのために，粘膜骨膜弁を上手に剥離するためには，剥離の開始を歯肉頬移行部に近い部位から行う方がきれいな弁を作ることができる(Part 2の図7参照)．

　縦に加えた補助切開の，歯肉頬移行部に近いところで，耳かき状の骨膜剥離子の凹面を骨に向けてあて，骨を押しながら削るような動作をして，骨膜を骨からひき離す(図45上)．このとき，剥離子の凹面を骨膜の面に向けて，剥離子の鋭縁を骨膜にあてると，骨膜が破れ，きれいな粘膜骨膜弁を起こせない．歯根嚢胞などの骨内にある膜様物を剥離する場合にも，剥離子の凹面を骨壁に向けて骨面をこするようにすれば，膜様物を破ることなく剥離を進めることができる．上顎洞の粘膜を剥離するときも同じやり方である(図45)．

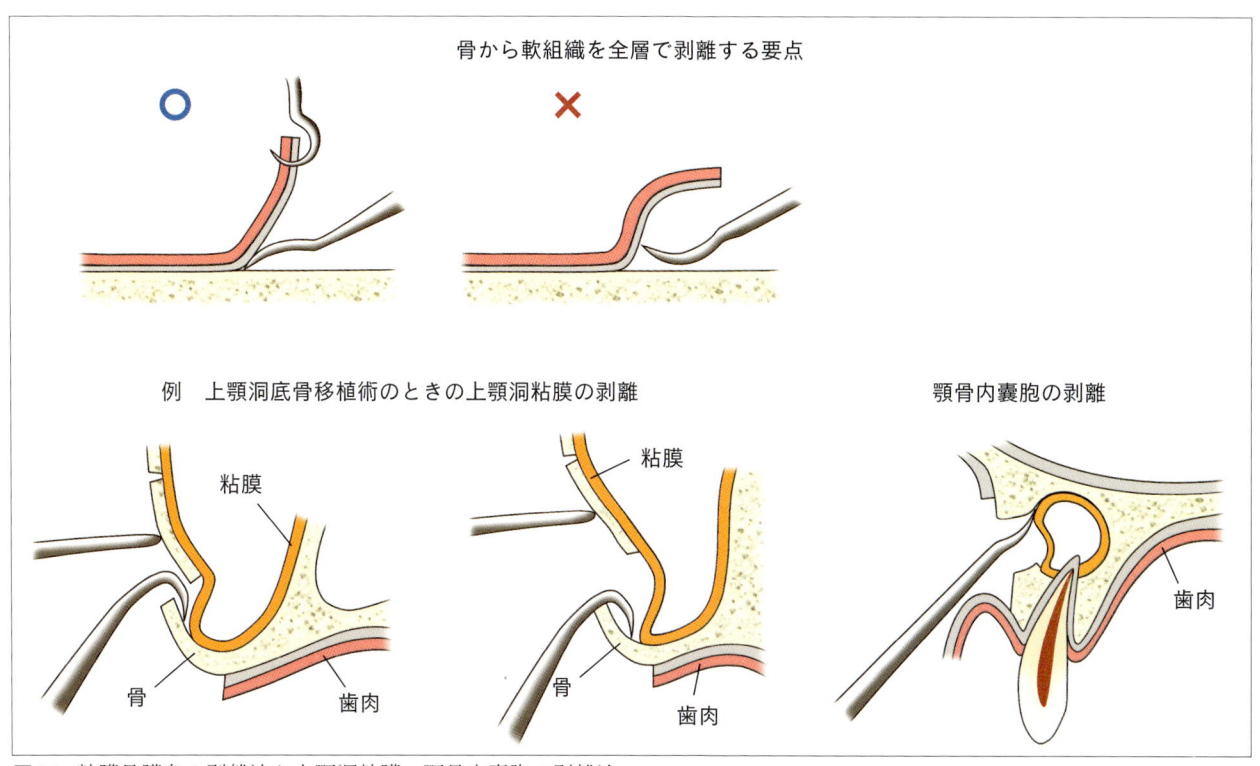

図45　粘膜骨膜弁の剥離法と上顎洞粘膜，顎骨内嚢胞の剥離法．

止血

　切開や剥離をすると，生体では必ず出血する．とくに処理をしなくても止血することがあるが，止血処理をしなければならない場合もある．

最も簡単な方法は圧迫法で，指先で圧迫するかガーゼをあてて圧迫する．大きな静脈や動脈からの出血の場合は，まず指先で出血する場所を圧迫して出血を止めた後，指先をその場所からゆっくり動かして出血点を確認する．この作業は止血のために極めて大切である．切開線の一側から動脈性の勢いよい出血があるために，反対側の壁に血液が衝突するのをみてそこが出血点と誤って，何回も止血操作を行うというミスはよく起こることである．出血点がわかったらピンセット，または止血鉗子でつまんで電気凝固または結紮する．

出血する血管を的確に見出せない場合には，周囲の組織とともに止血鉗子で把持し，8字縫合により周囲の組織のなかに血管をしばり込む．

縫合

縫合針は断面形態から三角針，逆三角針，円針に分けられる．

口腔粘膜，とくに角化した上皮を持つ歯肉の縫合には，逆三角針が適している．通常の三角針は刺入部位を切断し瘡を開口させやすい欠点がある．

円針は口底のように薄くて脆弱な粘膜の縫合にのみ適している．

通常の手術には，針の根元に糸が埋め込まれた糸つき針が用いられる．ときには針に糸を通す弾機式の針を使うこともある．針は長さ23mm，1/2サークルの強湾針か，これより短めの針が口腔内では使いやすい．

糸結び

糸結びには　男結びと女結びがあるが，外科手術には緩みにくいという理由で男結びが推奨されている．口腔内は唾液があるので，縫合糸が滑りやすく結節が緩みやすいので，3回締めるべきである．

緊張の強い組織を引き寄せて，結びたいときには，通常の糸結びでは第1結紮から第2結紮の間に組織が緩むので，第1結紮の際に糸を2回ねじる外科結びという方法をとる（図46）．

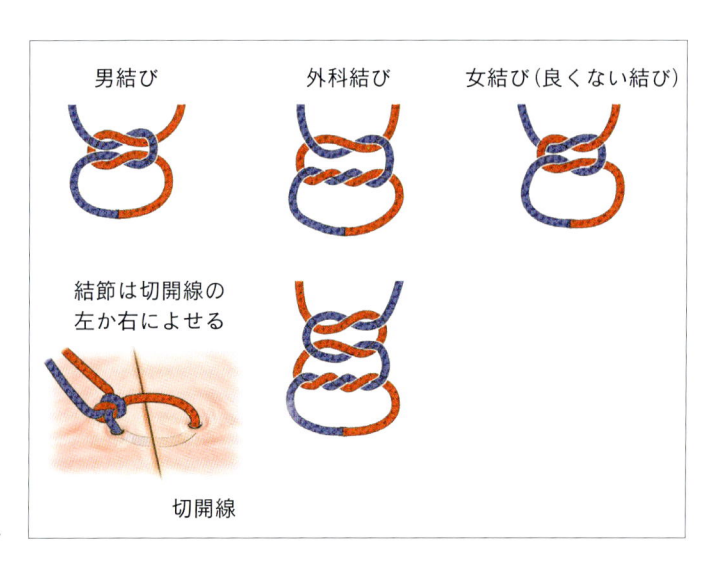

図46　糸結び．

3 切開,剥離,止血,縫合時の器具の使い方

手による糸結び

　外科医になるための最初の修行は,糸結びといわれている.歯科では糸結びは重要視されないが,顎顔面外科に従事するには,手による糸結びが上手にできることは不可欠である.一般歯科では,鉗子法による糸結びで事足りるが,大きい手術ではどうしても手による糸結びが必要となる.

　止血のために縫合する場合,血管のみや周囲の軟組織を含めて血管を強くしばる必要がある.しかし鉗子縫合では,第1結紮から,第2結紮までの間に結び目がゆるみやすく,糸の緊張を保つことが難しい.したがって止血のための結紮には手による糸結びが用いられるので,手術を行うにあたってはこの手技を習得しておくべきである(図47,48).

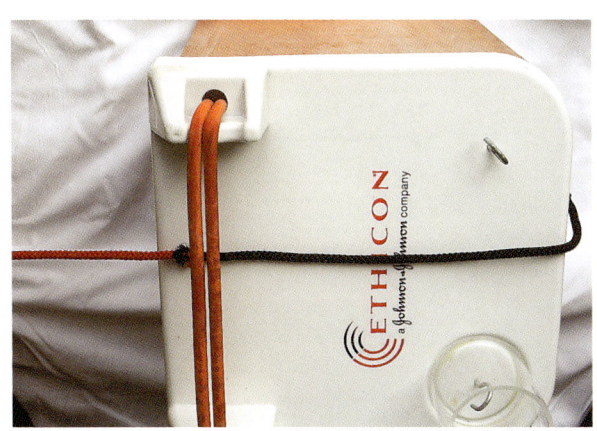

図47-1

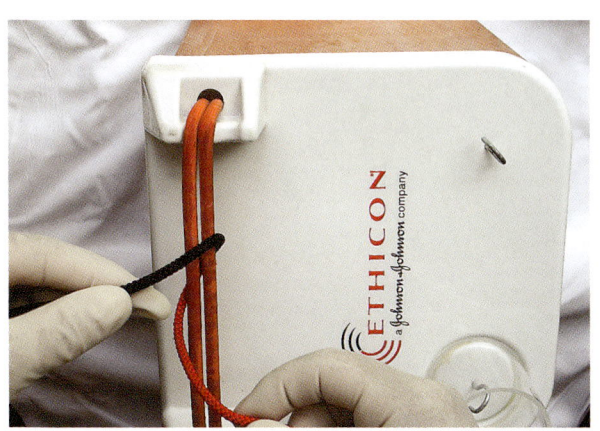

図47-2

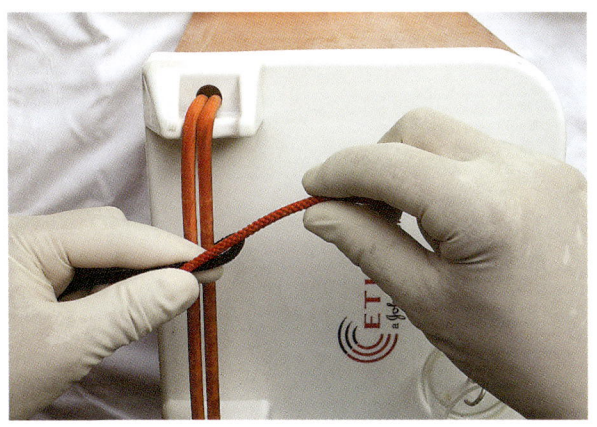

図47-3

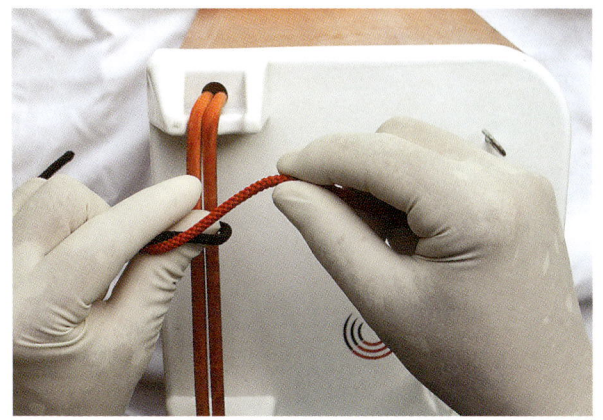

図47-4

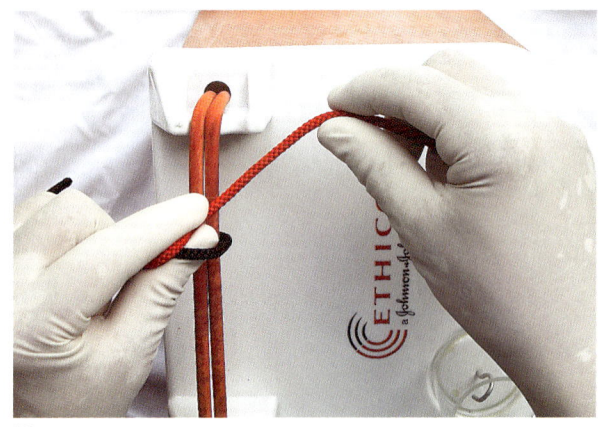

Part 1 インプラント手術と口腔外科手術の基本

図47-5

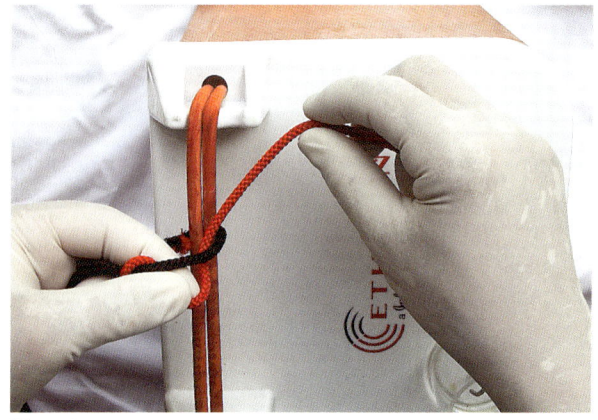

図47-6

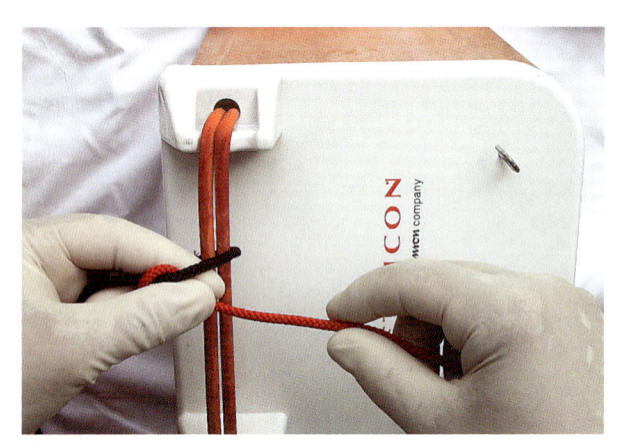

図47-7

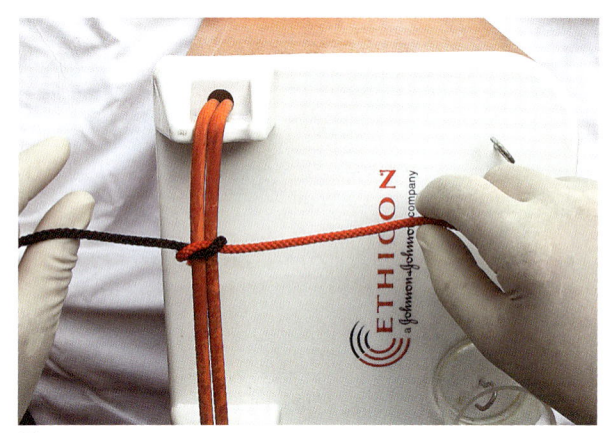

図47-8

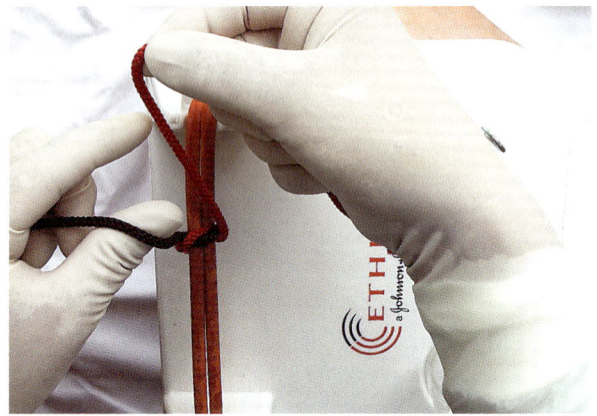

図47-9

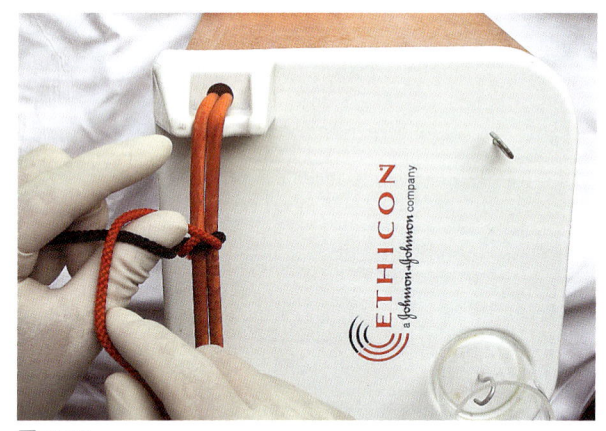

図47-10

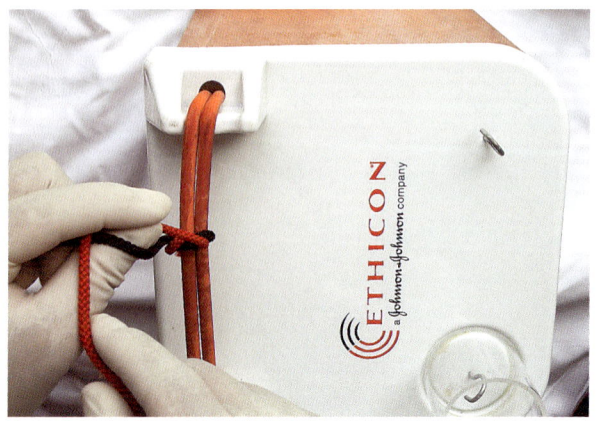

図47-11

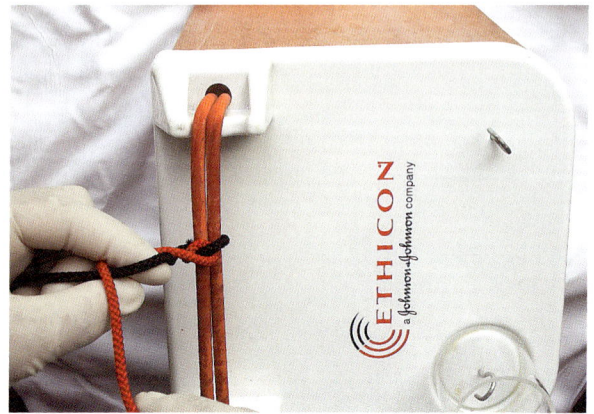

図47-12

40

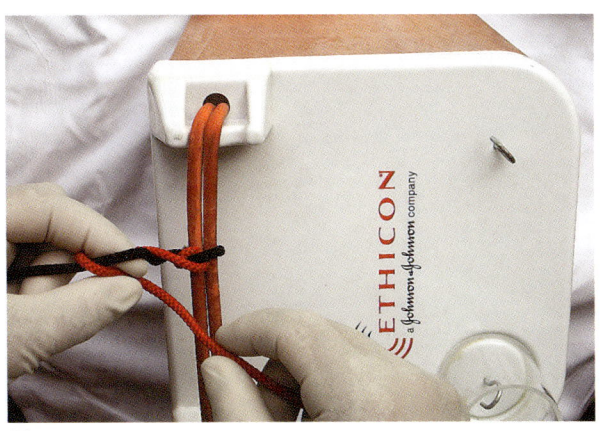

3 切開，剥離，止血，縫合時の器具の使い方

図47-13

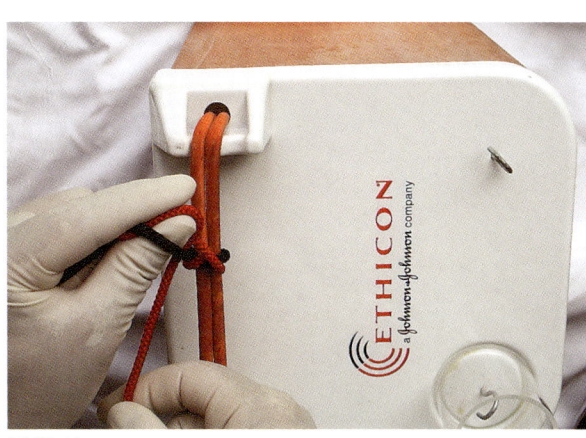

図47-14

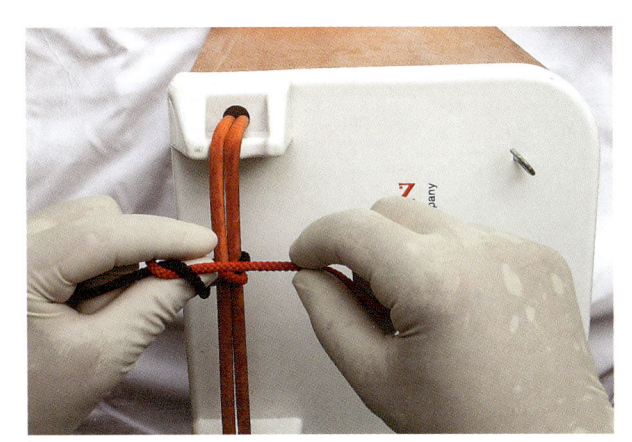

図47-15

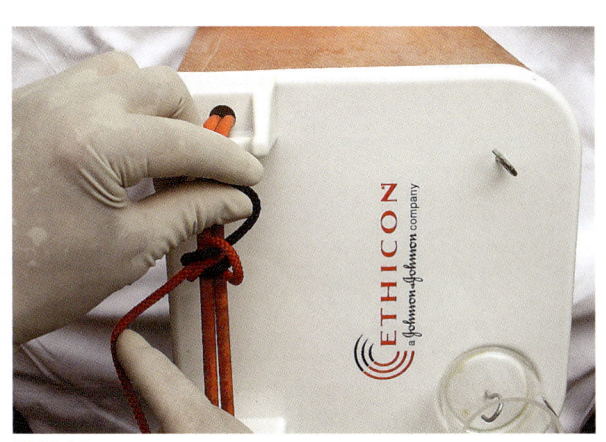

図47-16

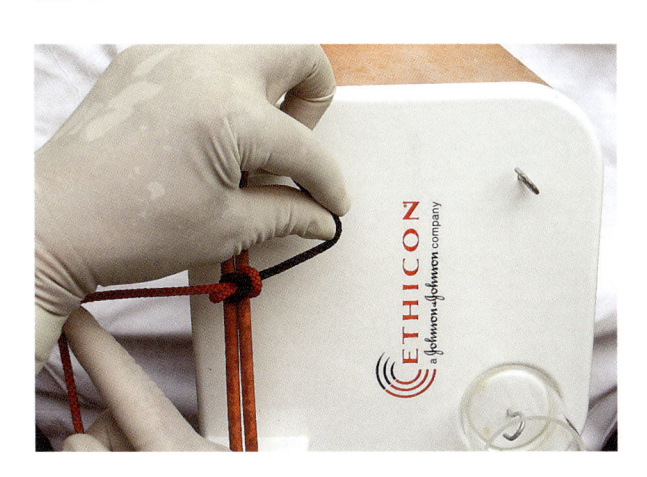

図47-17 ▶

図47 手による糸結び．

41

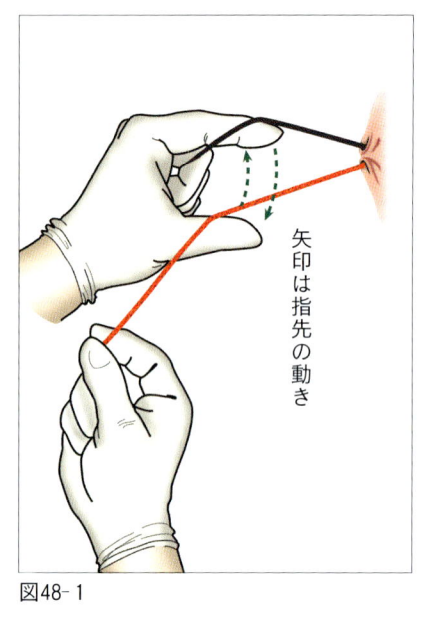

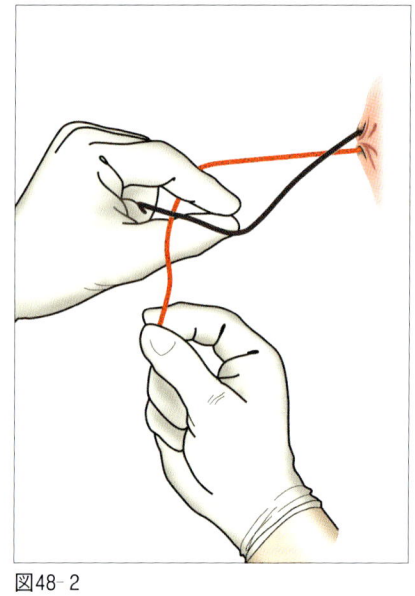

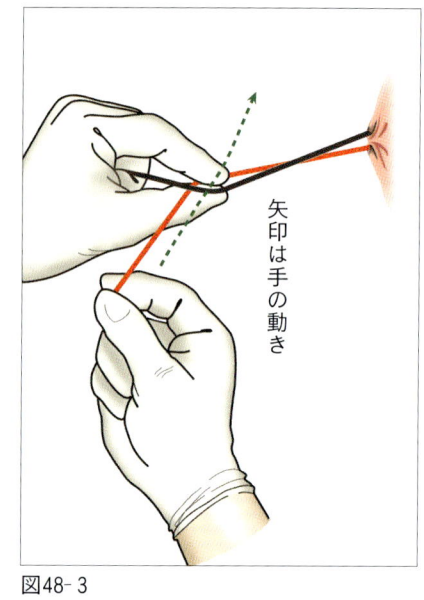

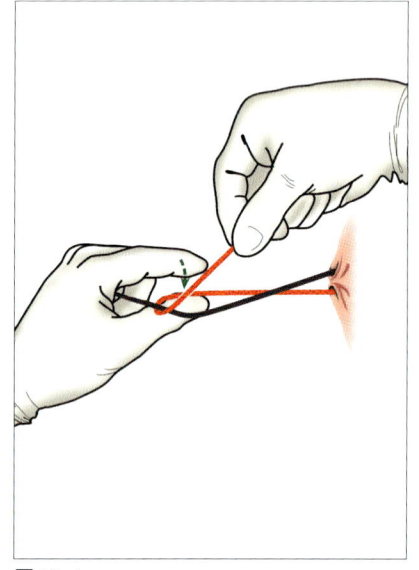

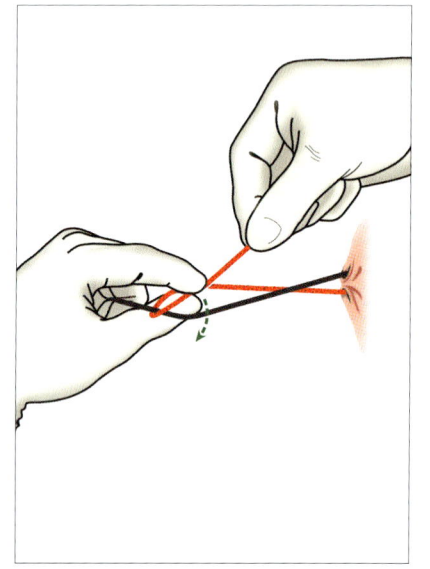

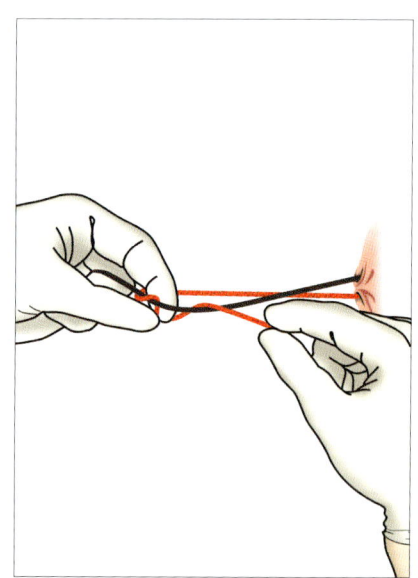

Part 1 インプラント手術と口腔外科手術の基本

図48-1 矢印は指先の動き

図48-2

図48-3 矢印は手の動き

図48-4

図48-5

図48-6

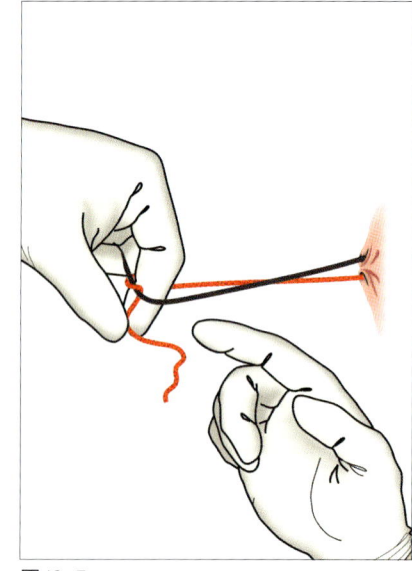

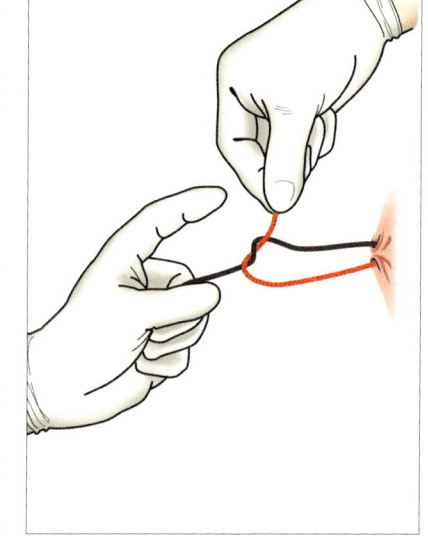

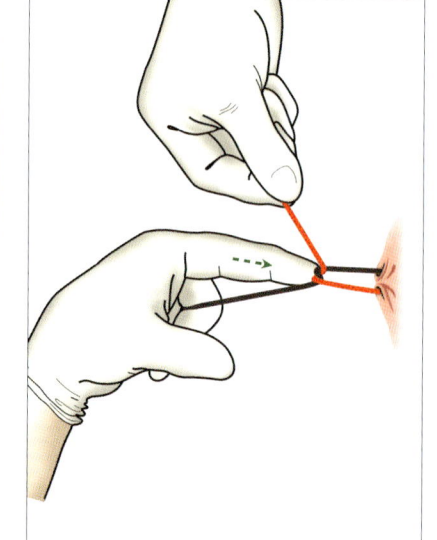

図48-7

図48-8

図48-9

42

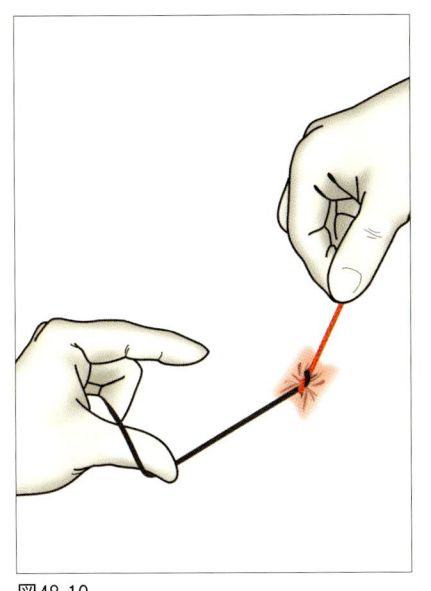

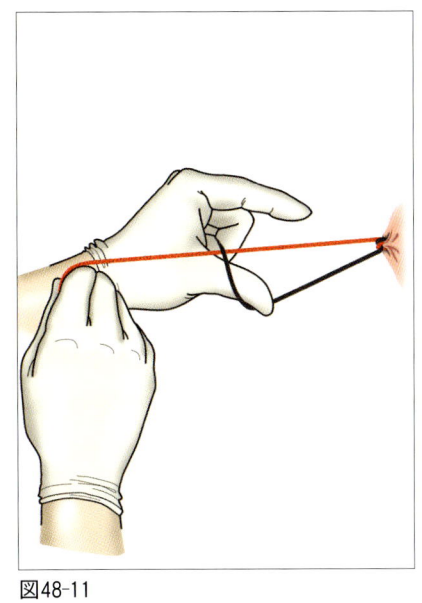

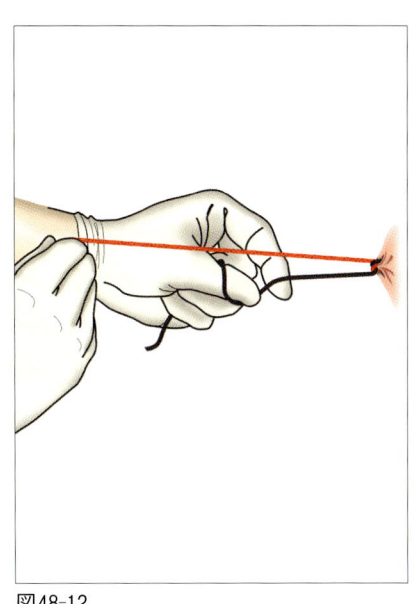

3 切開，剥離，止血，縫合時の器具の使い方

図48-10

図48-11

図48-12

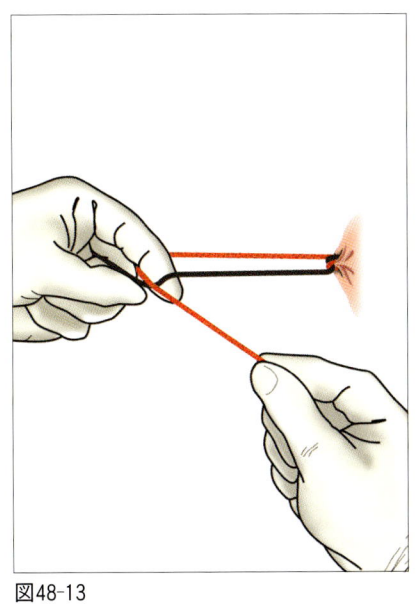

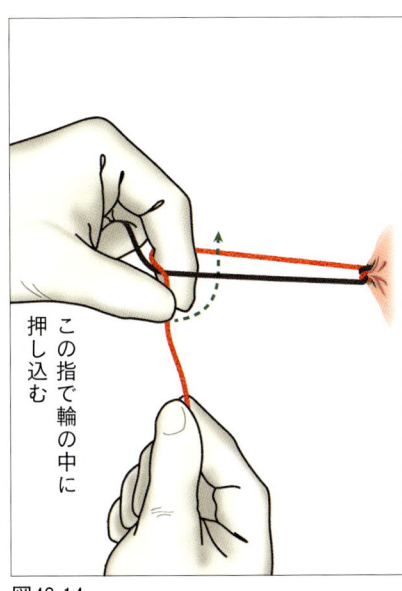

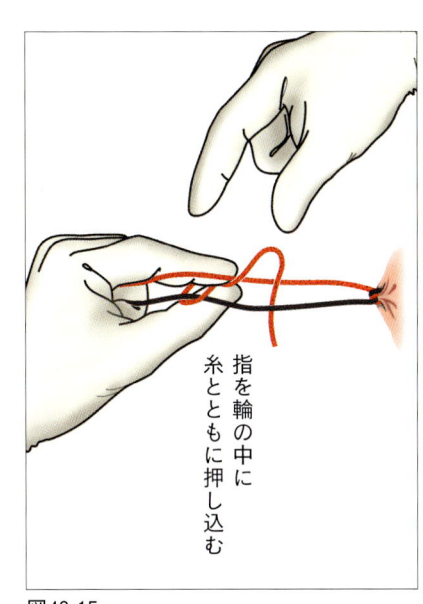

図48-13

図48-14　この指で輪の中に押し込む

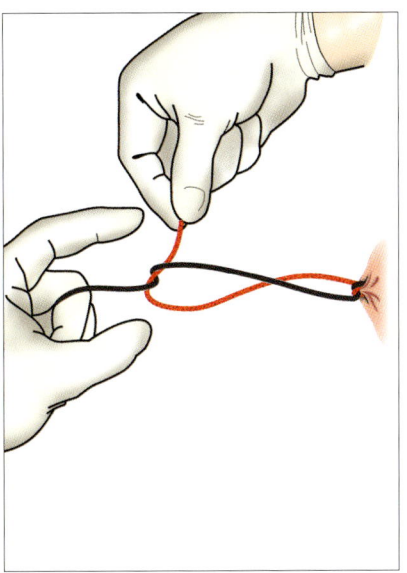

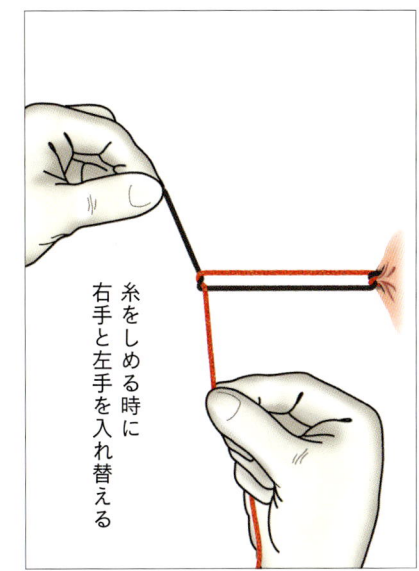

図48-15　指を輪の中に糸とともに押し込む

図48　手による糸結びのイラスト．

図48-16

図48-17　糸をしめる時に右手と左手を入れ替える

43

鉗子による糸結び

　最近は，縫合針つきの糸が市場のほとんどを占めている．これは atraumatic needle（無侵襲性の針）といわれるように，組織を貫通するとき針の根元で組織を損傷することが少ない．

　左手の母指と示指で針を保持し，持針器の先端を糸の向う側から手前に引きながら糸を持針器に1回からませる．その後，持針器の先で糸の末端をはさみ込んでロックをかける．左右の手を交叉させて，創縁が接合するまで糸をしめたら，左手の糸を持針器の方に折り返すと糸がゆるみにくい（第1結節）．糸をつかんだ持針器のロックをはずす．次に糸に手前側から持針器の先をあてて，逆回りに糸をからませた後，再度糸の末端を持針器でつかみ，今度は左手を左に，右手は右に引いて，第2結節を作る．口腔内は糸がゆるみやすいので，その後に第1回の糸結びをもう一度行い，強くしめて結節から5mmほど糸を残して切る．緊張の強い組織を縫合する場合には，第1回目の糸結びに際し，糸を2回巻いて外科結びをすると糸がゆるみにくい（図49,50）．

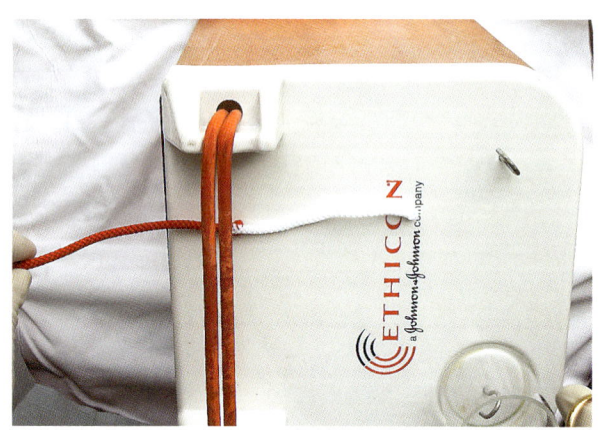

図49-1

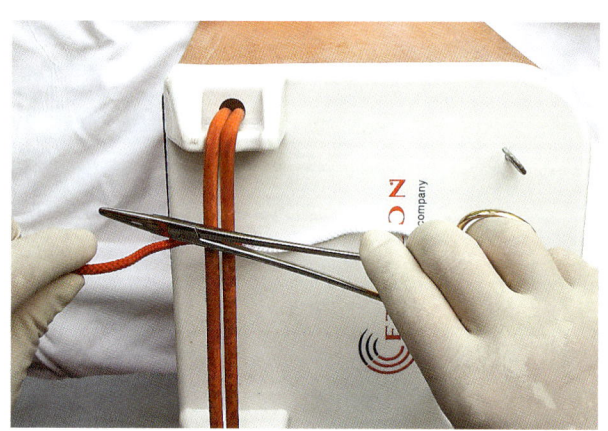

図49-2

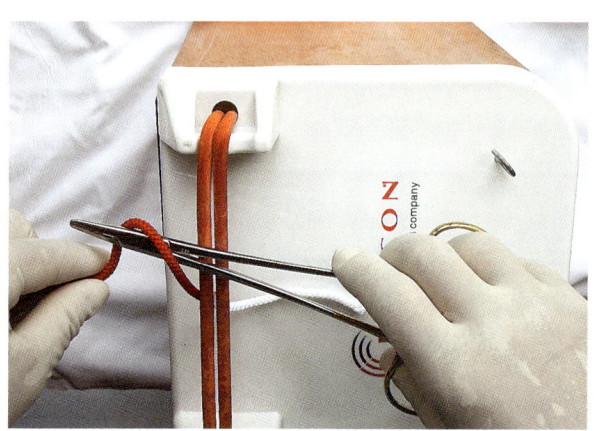

図49-3

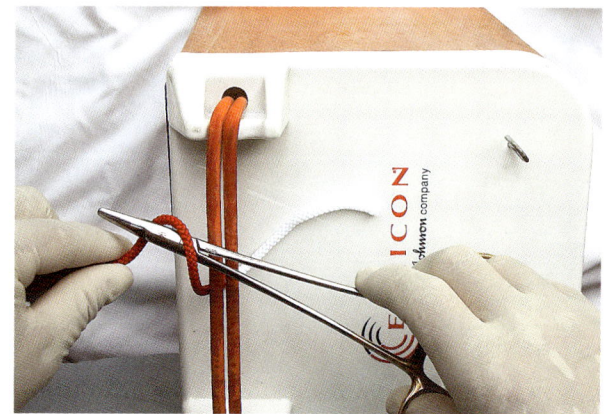

図49-4

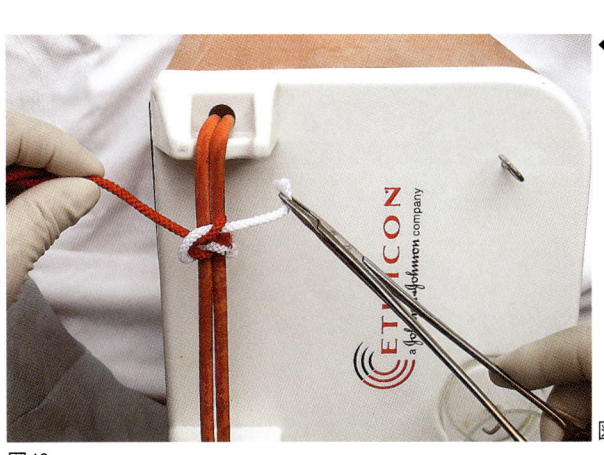

3 切開，剥離，止血，縫合時の器具の使い方

図49-5

図49-6

図49-7

図49-8

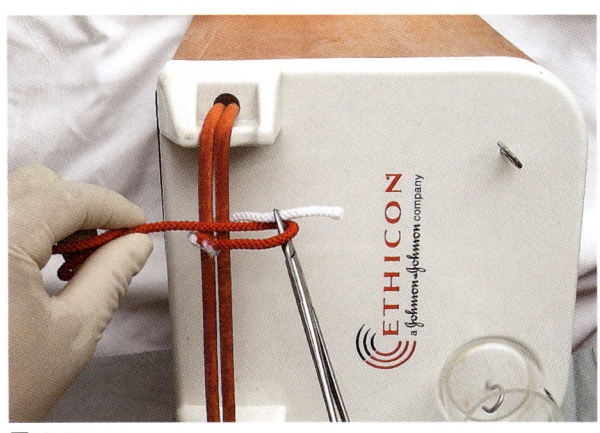

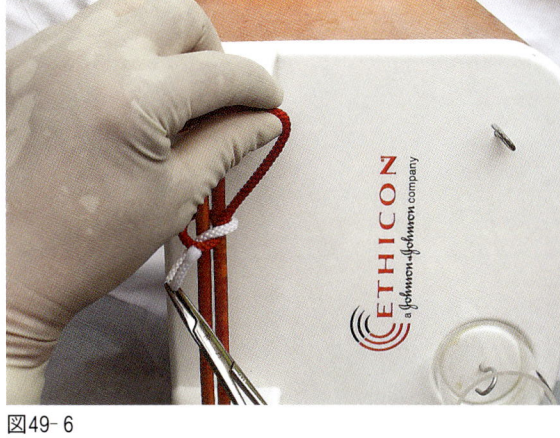

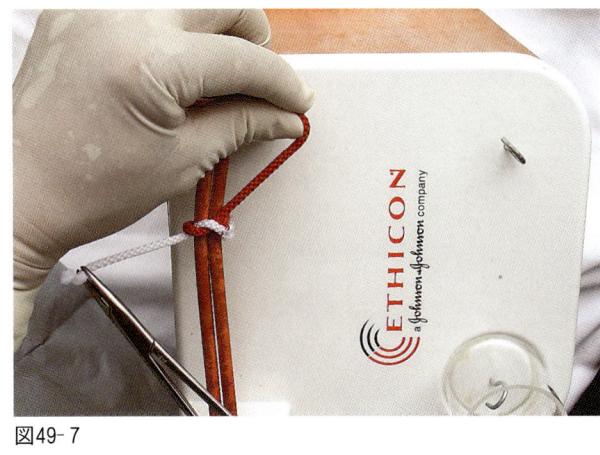

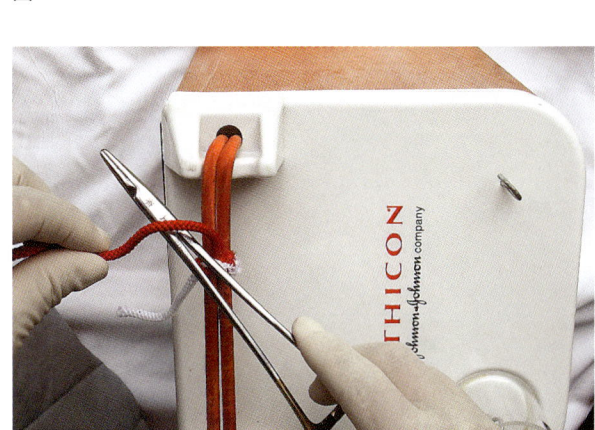

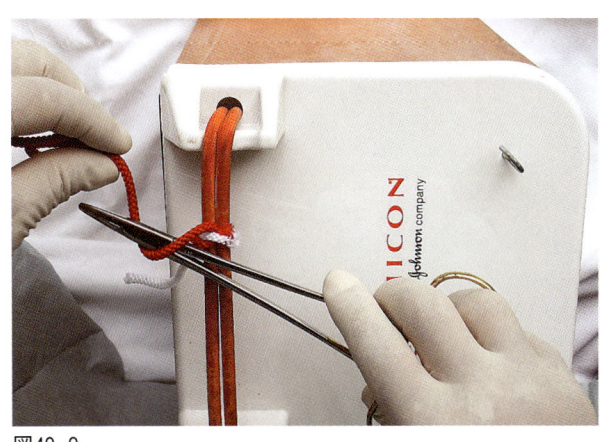

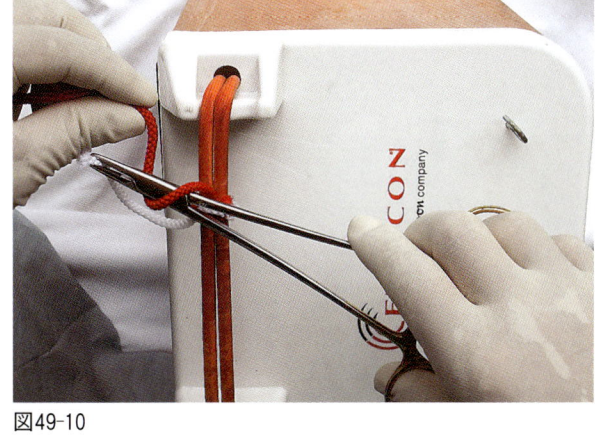

図49-9

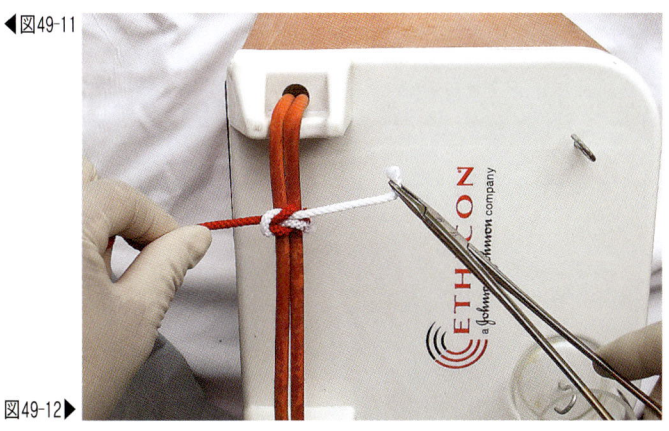

図49-10

◀図49-11

図49-12▶

図49

45

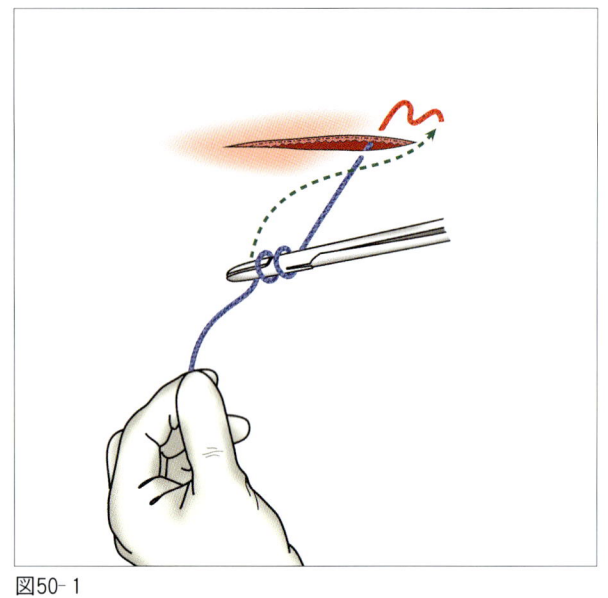

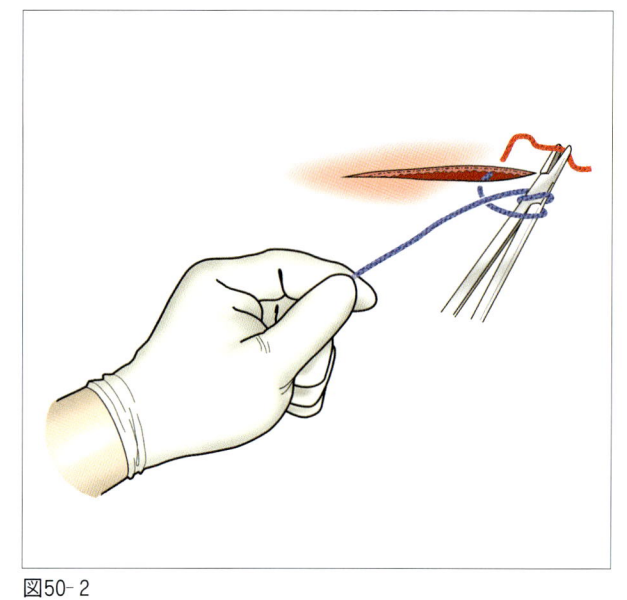

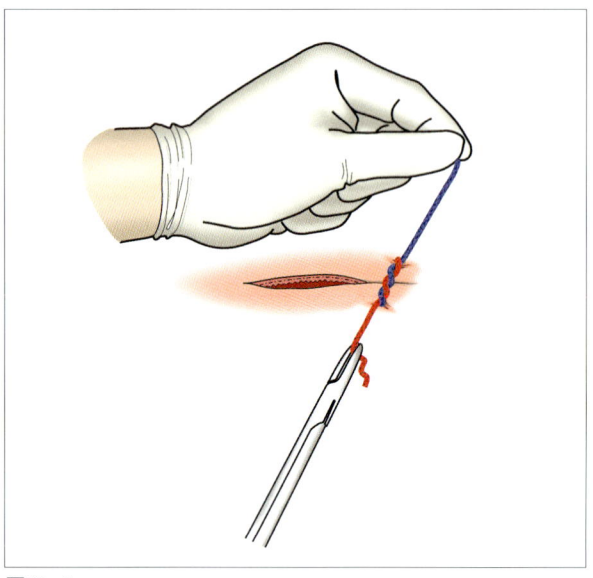

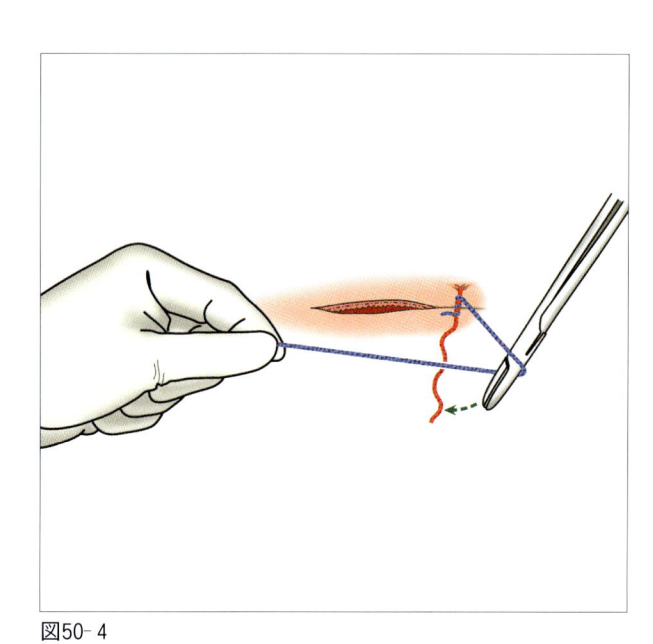

Part 1　インプラント手術と口腔外科手術の基本

図50-1

図50-2

図50-3

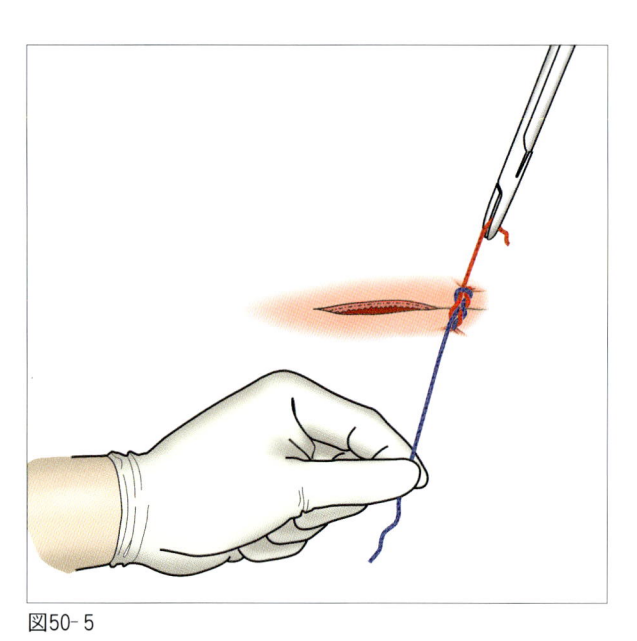

図50-4

図50-5

図50　鉗子による外科結び（2回巻く）のイラスト．

46

3 切開, 剥離, 止血, 縫合時の器具の使い方

縫合針のセットと弾機式の針への糸の通し方

　最近はほとんど糸つき縫合針が使われるが, 同じサイズの糸に違った針をつけて縫合した方がよい場合がある. そのようなとき針セットがあると便利. 針に糸のつけ方を写真で説明してみよう.

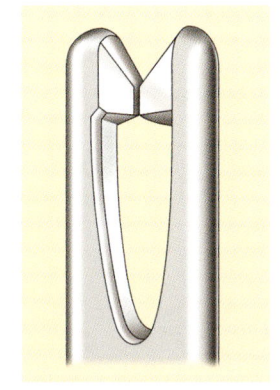

弾機式のバネ孔(弾機孔)の構造.

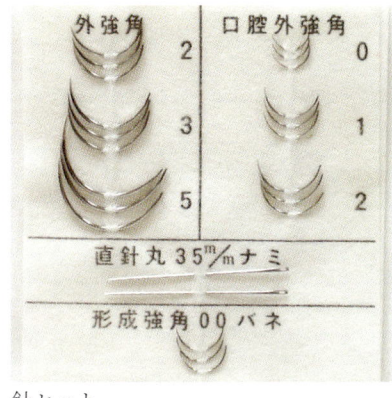

針セット.

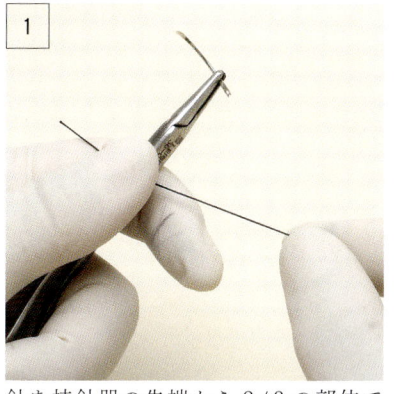

1
針を持針器の先端から2/3の部位でつかみ, 糸の左端を左手の親指で持針器の把柄(にぎり)に押しつけて保持.

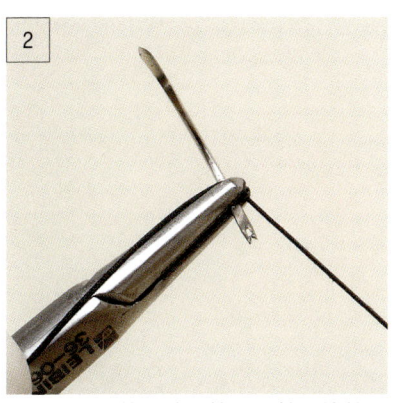

2
右手で糸の他の端を持ち, 針と持針器の境目に手前から引っかけ, 持針器の2つのくちばしの間を針にそって返す.

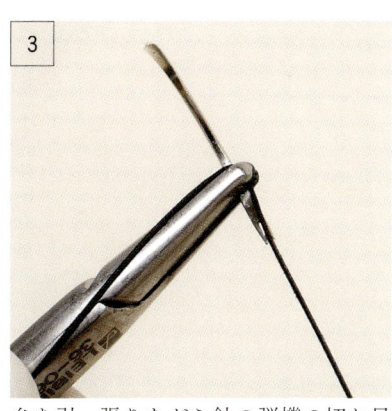

3
糸を引っ張りながら針の弾機の切れ目に糸を合わせる.

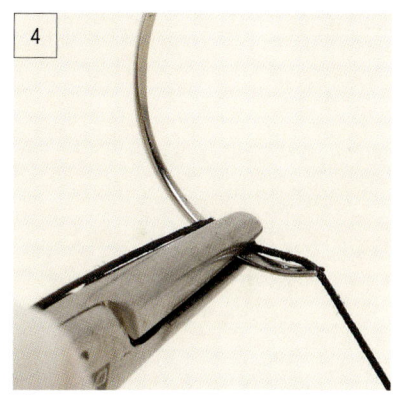

4
横からみたところ.

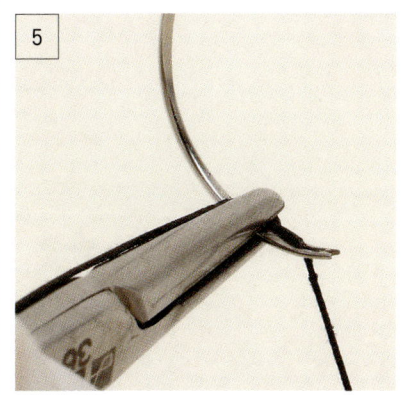

5
弾機の切れ目に糸を挟み込む.

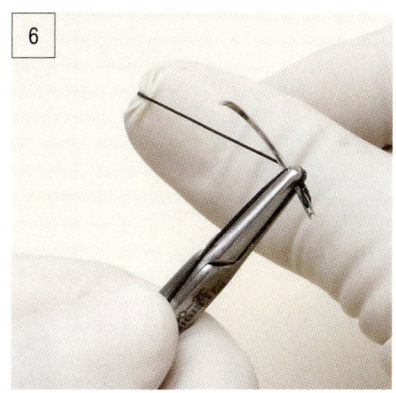

6
挟み込んだ糸をさらに持針器のくちばしの間に戻す. この操作で糸が引き抜けることを防ぐことができる.

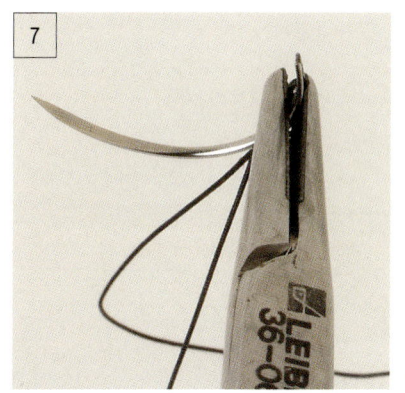

7
念を入れるには1度針をはずし, 通った糸を針先の方に引っ張り, 針と2筋の糸を同時に持針器で挟む. こうすれば糸が針から抜け落ちない.

47

Part 2 口腔外科手術のテクニック

1 | 口腔外科手術の進め方
2 | 歯肉の切開, 剥離, 縫合法
3 | 小帯の手術
4 | 粘膜骨膜弁の剥離と延長法（減張切開）
5 | 骨移植のための骨採取法

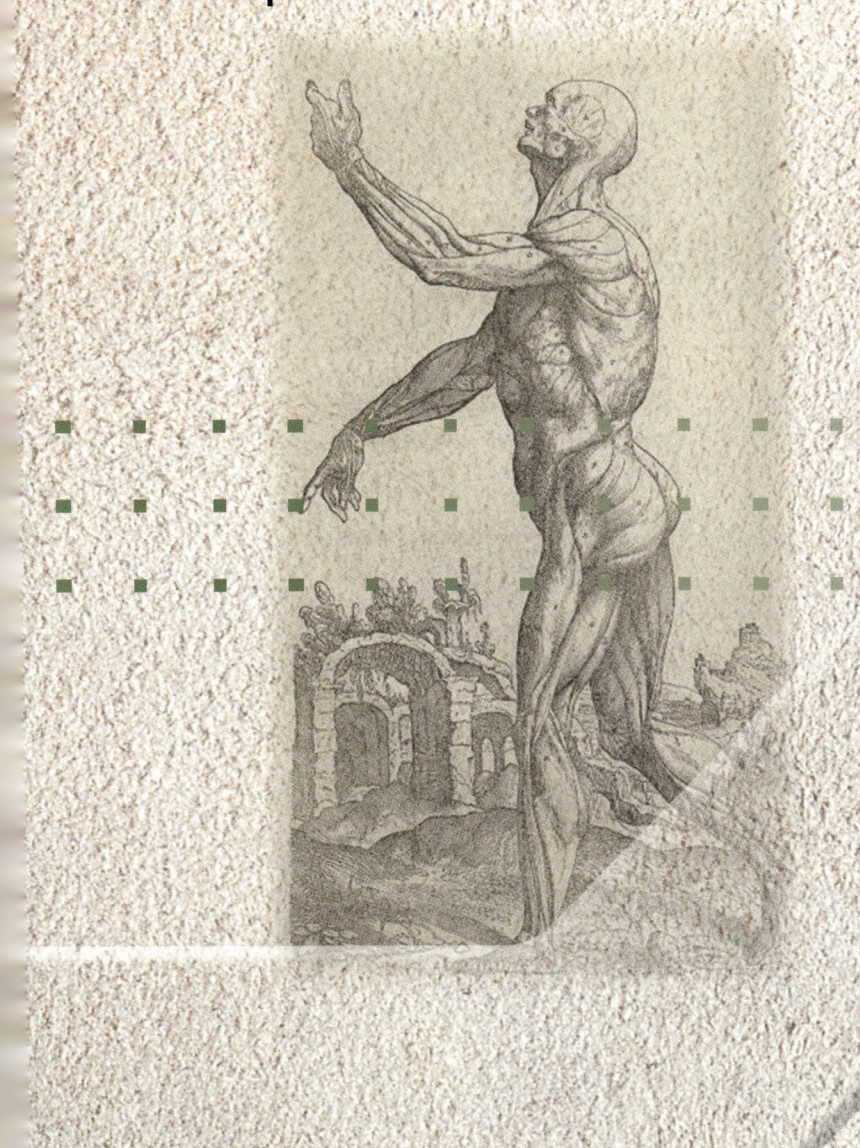

Part 2 口腔外科手術のテクニック

1 口腔外科手術の進め方

それぞれの工程が大切

外科手術には切開，剥離，止血，縫合という操作が行われるが，一般外科では剥離と止血が最も大切と記述している人がいる．私は口腔外科ではそのどれもが同じ割合で大切であると考える．

切開，切離

切開線の描記

切開する前にどこにどのような切開をするのかを十分に考える．そのためには歯科ではスタディモデルという便利な物があるので，その上に鉛筆で切開線を描記してみる．実際の手術に際しては，メチレンブルーをペンにつけて口腔内の切開する部位に切開線を描くのであるが，そのときには一緒に解剖学上の標点を目じるしに記入する．

たとえば口腔内であれば，正中線，歯肉頰移行部，歯肉縁，オトガイ孔，下顎枝前縁，外斜線，臼後三角，上顎結節である．口腔外であれば下顎下縁，下顎角，乳様突起，顔面動脈，口角，鼻唇溝，人中，赤唇縁，オトガイ唇溝を描いた後に切開線を描いていく．

切開

切開は主としてメスを用いるが，剪刀を用いる方がよい場合がある．とくに深い場所でメスを使うと創の肉眼でみえにくい深いところには何があるのかわからないので，神経，血管を傷つける心配がある．このようなときには剪刀の先を閉じて組織に刺入し，その後に先を開くという動作で剥離を進めていくと，粗で脆弱な組織ははさみを開く動作で切れていくが，強靱な結合組織や神経，血管は残るので，剥離した場所を注意して見ると，結合組織，神経，血管を識別することができる．

このとき剪刀を開く方向は，解剖学的に神経，血管があると予想できる場所では，その方向に平行である．また，たとえば唾液腺などの臓器や囊胞であればその表面に平行な方向に開く．その後に剪刀を切離の用途に使って，結合組織は切離し，神経，血管など残すべきものは残し，切断してよい血管は結紮または電気メスによる止血後に切断する．次に述べる剥離と切離は密接な関係にあることがわかる．

剥離

　口腔内での手術に際しての剥離は，粘膜骨膜弁の骨からの剥離が多い．この場合，粘膜から骨膜を通って骨に達する切開をメスで行う．続いて，剥離子によって骨から骨膜を剥離するのであるが，そのときに骨膜と粘膜を一体として剥離するのが上手な手術のコツである．手術に慣れない術者は，骨膜と粘膜が分離したり，創縁を挫滅するために創傷治癒が悪くなる．

剥離のコツ

　剥離を上手にするコツは，その剥離開始部位を骨と骨膜との接合がゆるく，しかも粘膜骨膜が薄くない部分から行うことである．歯肉部で，縦に補助切開を加えてあれば，歯肉縁から 5 mm 以上離れた口腔前庭に近い場所から剥離を開始する（図7 参照）．

　この剥離開始部位に剥離子の凹面の先端を骨にあて，骨面をこするように動かすと骨から骨膜が剥れてすき間でできる．このすき間に剥離子を少しずつ深く挿入し，空隙を作っていく．この空隙に入れた剥離子の先を歯槽頂の方向に動かして，骨膜の下にもぐらせると，歯槽頂近傍の骨と骨膜を結ぶ線維が切れて，骨から骨膜が剥れてくる．こうなればしめたもので，骨膜を含む歯肉弁の歯槽頂部を有鈎ピンセットで把持して，引っ張りながら剥離子の凹面を骨にあてつつ，剥離を拡大していく．

縫合

縫合針の進行

持針器は，針の先端から2/3の部位を挟む．縫合時の針の進路は，常に針の湾曲の中心を回る円の軌道上である（図1a）．初心者はどうしても右から左に直線状に持針器を進めようとするか，持針器の軸を中心として針を進めようとする．結果として組織を引きちぎるか針を曲げてしまうことになる（図1b）．

組織を十分に貫通し，針先が太くなった部分まで貫通したことを確認した後，持針器で貫通した針をつかみ替えて引き抜く．針の先端が組織から少ししかでていないときに針を持針器でつかむと針を損傷してしまう（図1c）．

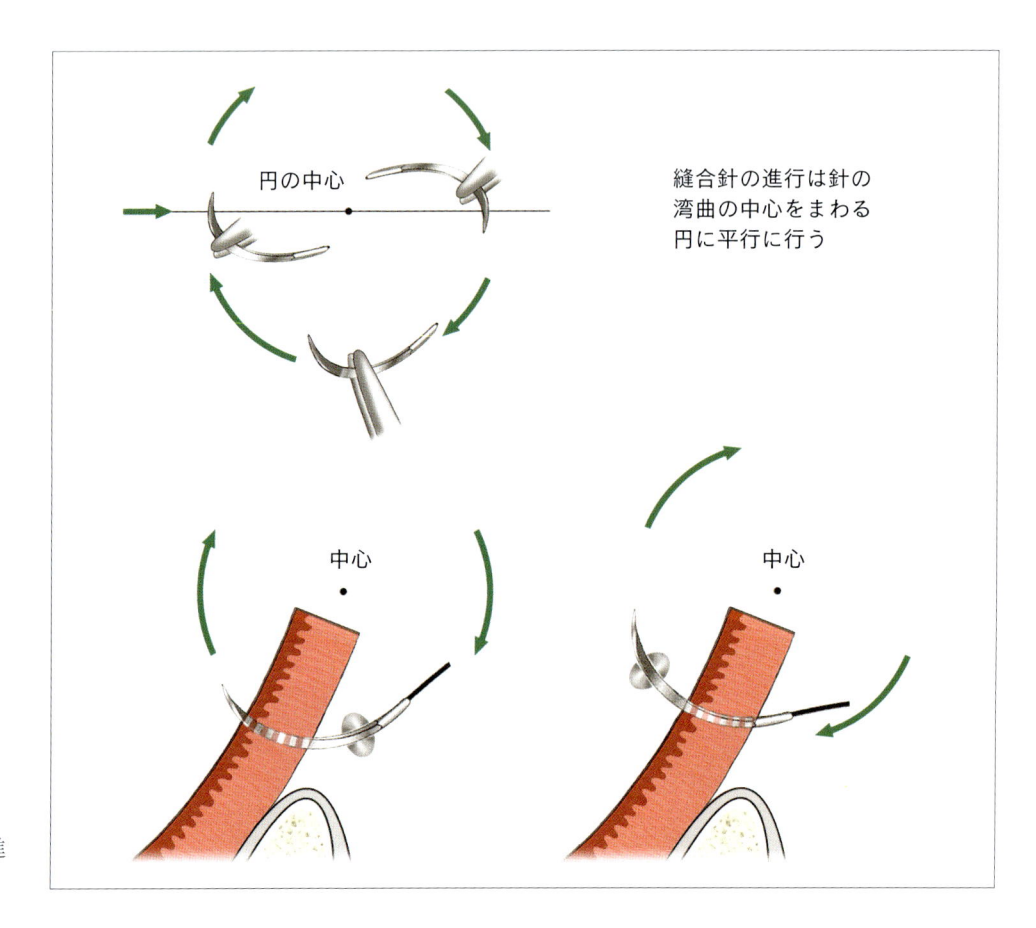

図1a 縫合針の正しい進行．

1 口腔外科手術の進め方

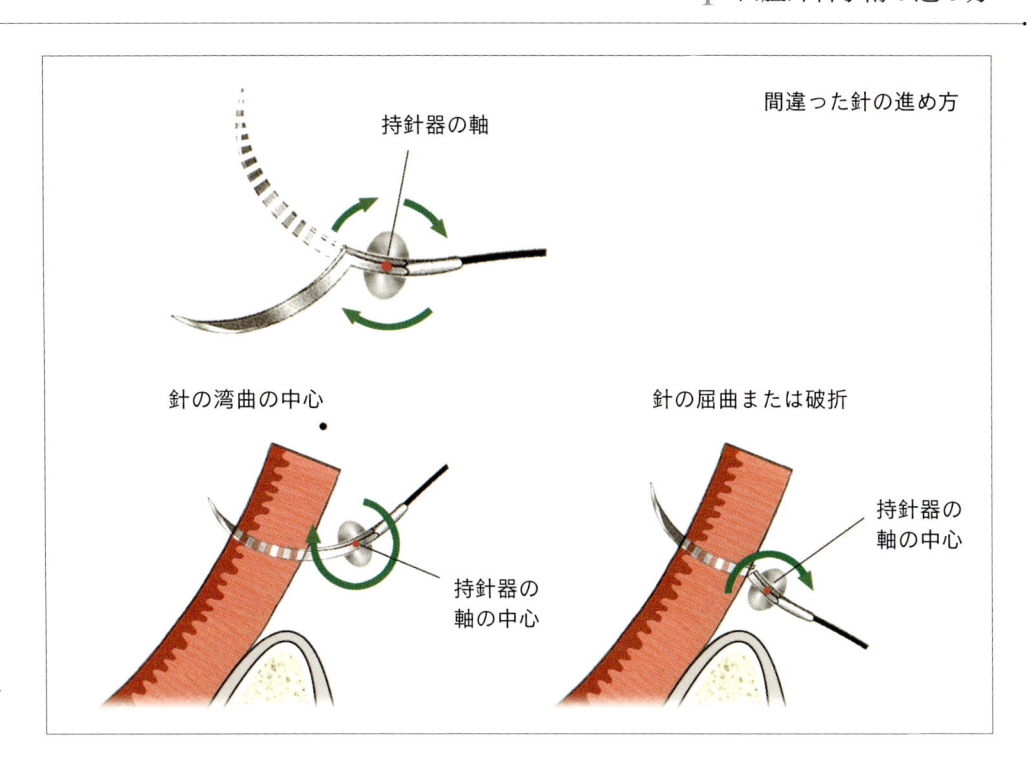

図1b 縫合針を破折させてしまう針の進行.

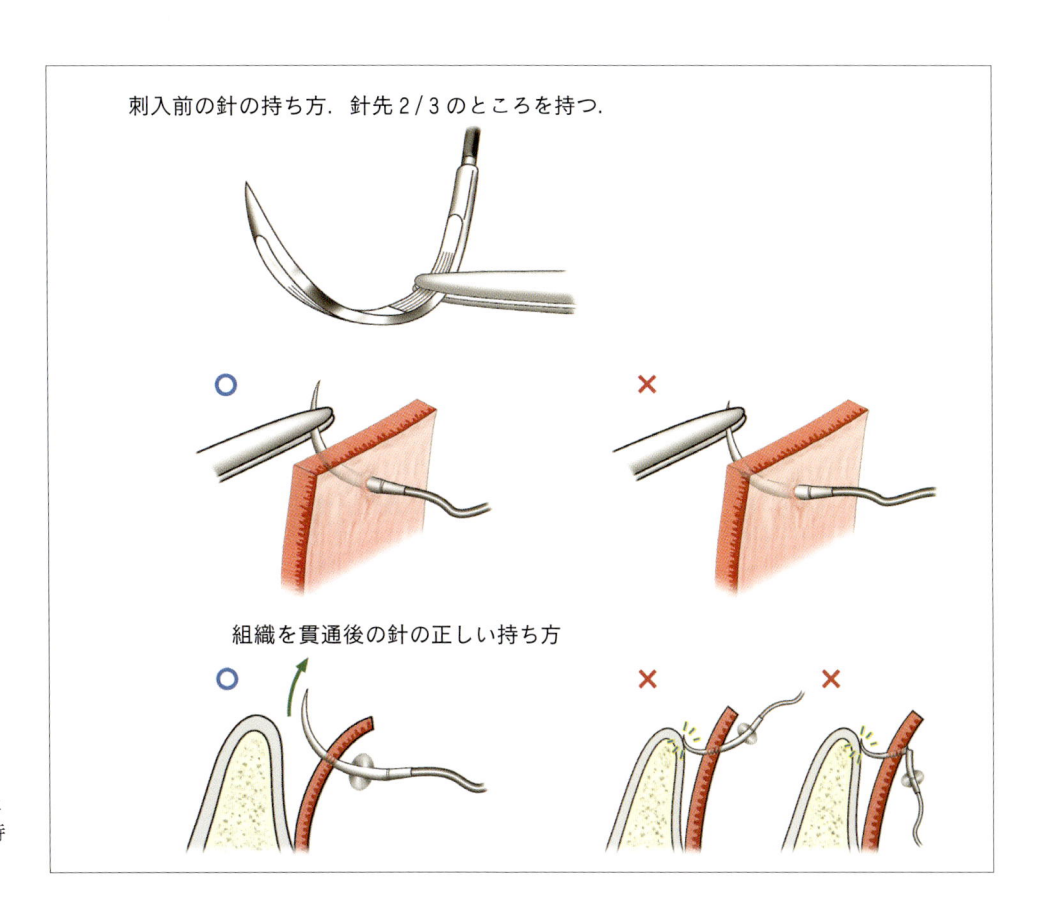

図1c 縫合針の持ち方と組織貫通後の針の正しい持ち方.

Part 2　口腔外科手術のテクニック

縫合のコツ

　縫合に際し，針は組織に対し垂直に刺していく．このとき左手に持ったピンセットで組織を操作すると，組織への針の刺入角度を垂直にしやすくなる．

　右手に持針器を持ち左手にピンセットを持っている場合，創の右側に針を通すときには，創縁を左側に反転して，創の表面から内側に向って垂直に針を刺入し，創の左側に針を通すときには，創縁をピンセットで左側に反転して，創の内面から表面に向って垂直に針を刺入する．ピンセットの使い方と持針器を持つ手の手首の回転がキーポイントである．

　5-0，6-0の針で縫合する場合には，Castroviejo型の持針器を使うと，指先で針の刺入角度を調節できるので，容易に正しい縫合ができる（図2，3）．

　縫合には，結節縫合，連続縫合，マットレス縫合がよく用いられる（図4〜6）．

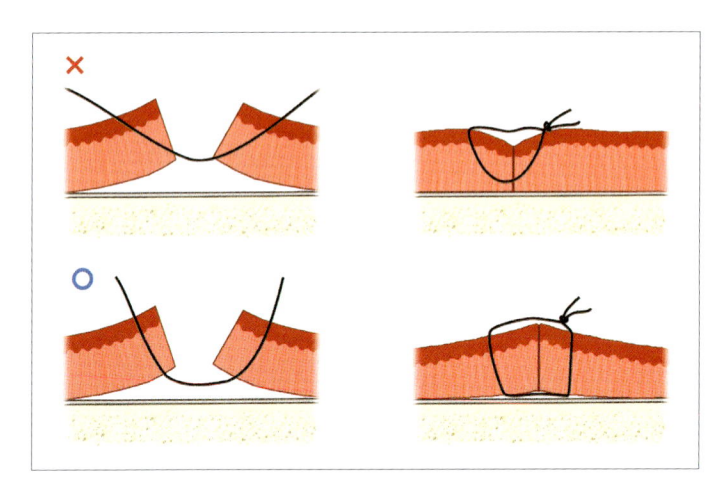

図2　正しい縫合の仕方．

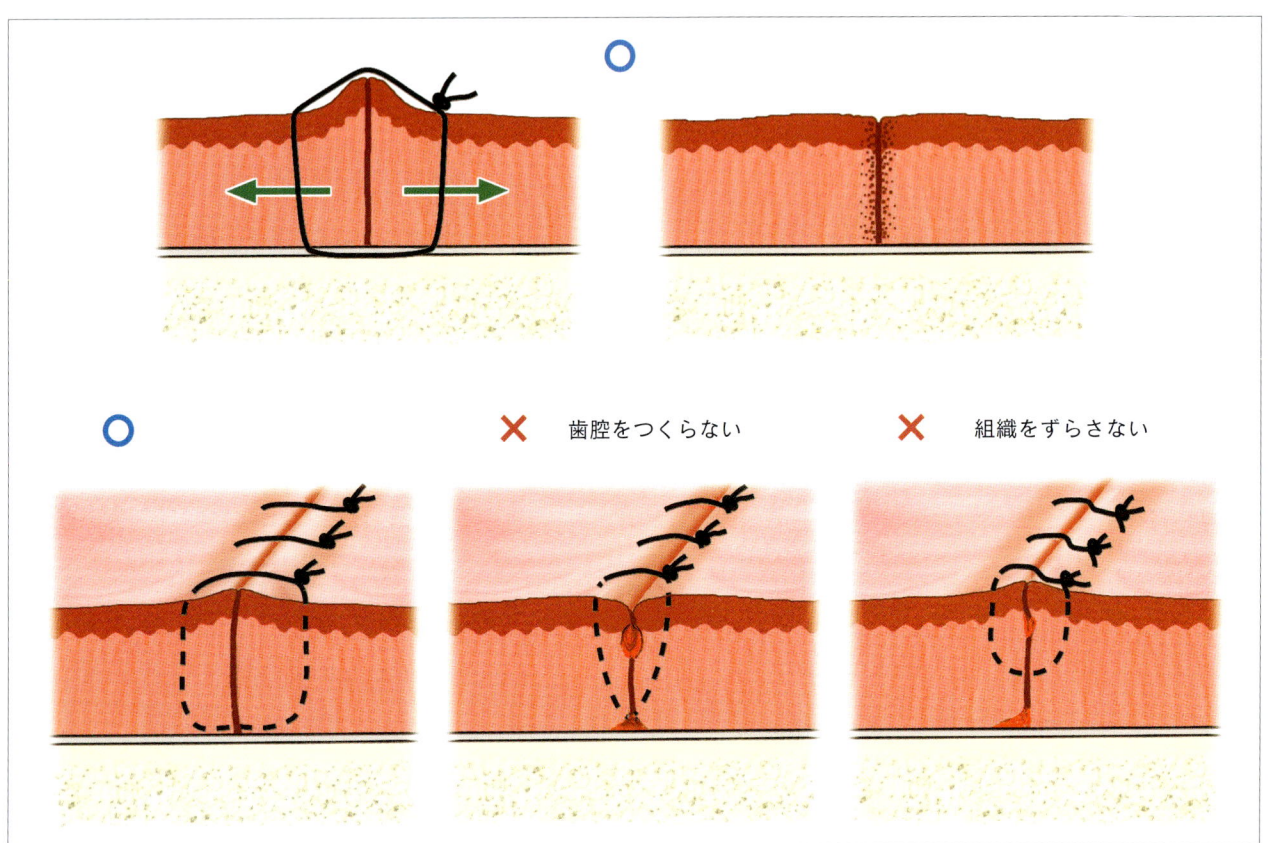

✗ 歯腔をつくらない　　　✗ 組織をずらさない

図3　縫合上の注意点．

1　口腔外科手術の進め方

[縫合の種類]

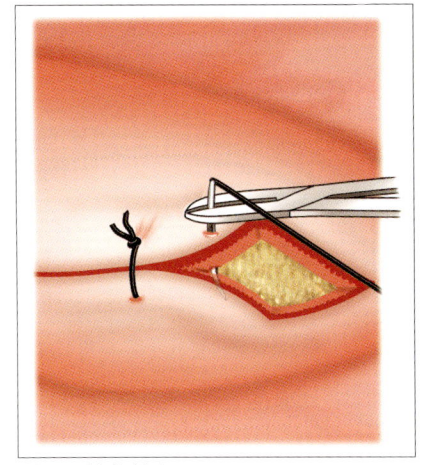

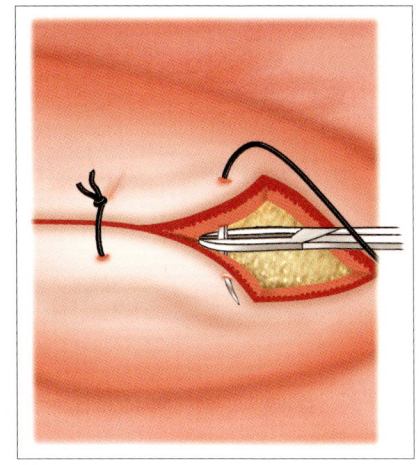

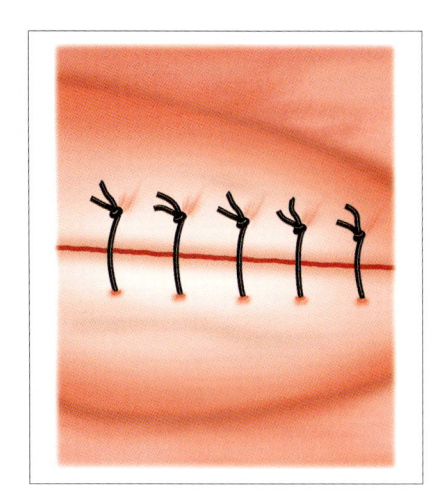

図4　結紮縫合．

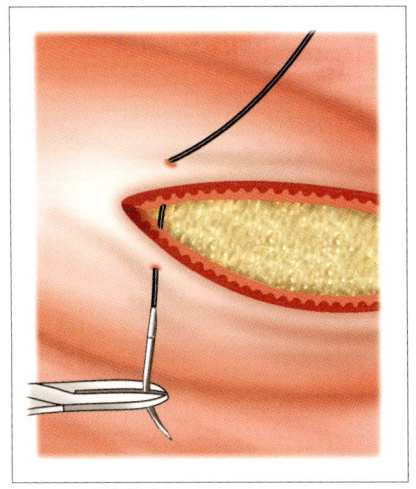

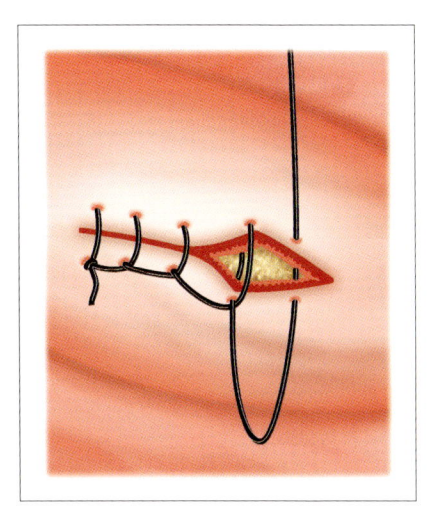

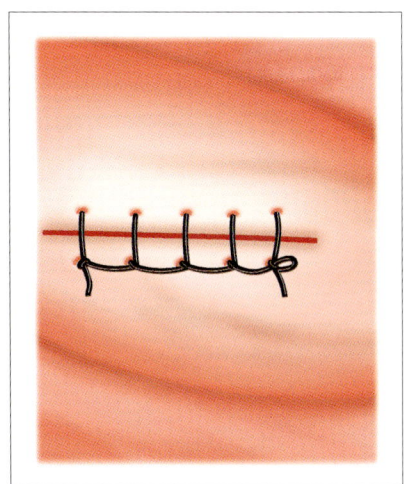

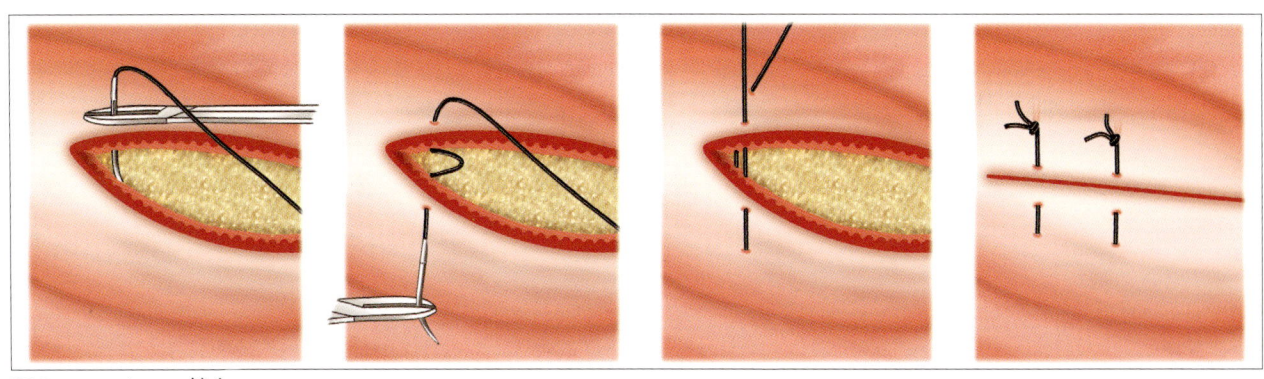

図5　連続縫合．

図6　マットレス縫合．

2 歯肉の切開，剥離，縫合法

粘膜骨膜弁の作成

　歯肉と骨膜を骨から剥離するには，無歯顎部では歯槽頂，歯がある部分では歯肉溝に切開を行う．ほとんどの手術では粘膜骨膜弁を作るので，歯肉部の切開は骨に達するまで一気に行う．使用するメスは直線部が多いときにはNo.15の刃をつけ，歯肉溝ではNo.11に変えることもある．歯の遠心部ではNo.12の刃に変えて歯頸部にメス先があたるまできれいに切る．

十分な骨の露出

　臼歯部では，歯槽頂の切開と歯肉溝の切開だけでは十分な骨の露出が得られないので，歯肉を縦に切開する．そのとき隣の歯の中央部ではなく，前か後1/3のところから，斜め下方に切開する．前歯部ではこの縦切開が瘢痕収縮を起こして，歯肉の退縮をもたらすので，歯肉溝切開を隣の2歯，3歯と延長して十分な骨の露出を確保する．

剥離のコツ

　剥離のスタートにあたって確実に骨膜剥離子の先端で骨を触れながら剥離を開始し，粘膜と骨膜を剥離することなく，粘膜と骨膜は一体として剥離することが大切である．
　縦切開を加えていれば，歯頸部に近いとこではなく，少し歯肉頬移行部によったところから剥離を開始する．この部位は骨膜と骨の結合が弱いので，きれいに骨膜下での剥離が可能になるからである．この部分に骨膜下のトンネルを作り，剥離子を挿入して，ここから歯槽頂に向かって剥離子を動かし粘膜骨膜弁を起こしていくと，きれいな粘膜骨膜弁ができあがる．歯槽骨，または歯槽部の剥離が終わったら，必要に応じて，上方または下方に骨膜下剥離を進めることができる．

粘膜骨膜弁の縫合

剥離した軟組織は縫合により閉鎖するが，そのとき縫合糸は軟組織の弁の層全体を貫通していなければならない．表層だけを通すと，上皮が創に向かって陥入することと，糸の緊張のために組織が壊死して糸が脱落するために，創の哆開をもたらす（図7～11）．

骨膜と骨の結合が強い

1　　2　　3

オトガイ孔の前後で剥離

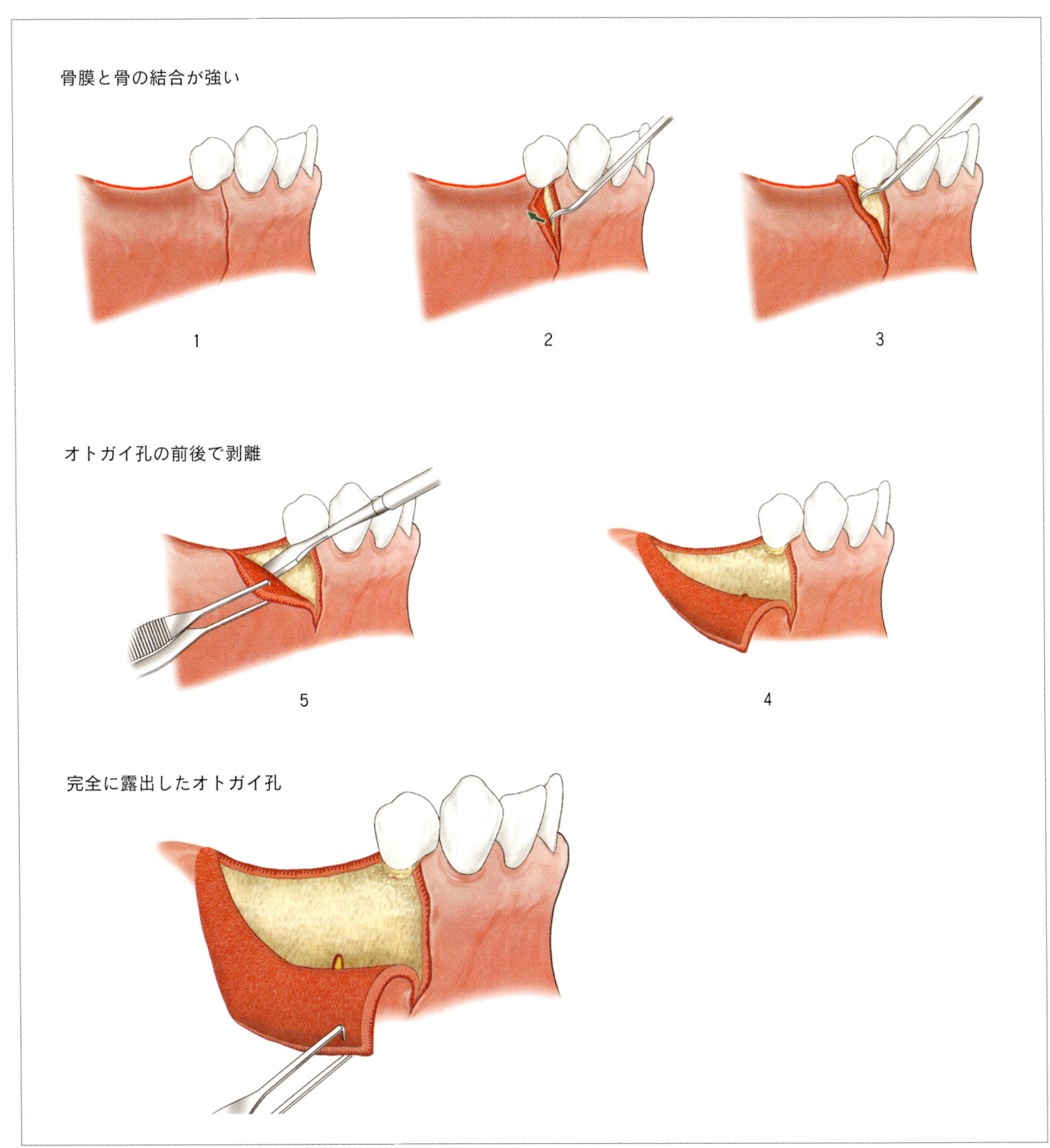

5　　4

完全に露出したオトガイ孔

図7　歯肉の剥離とオトガイ孔の露出．

Part 2　口腔外科手術のテクニック

[歯肉の鉗子縫合]

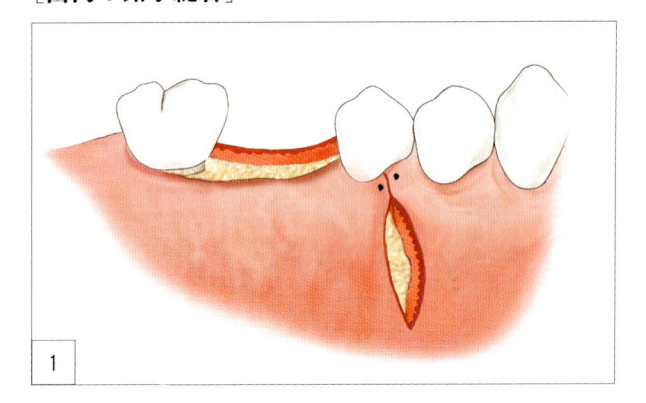

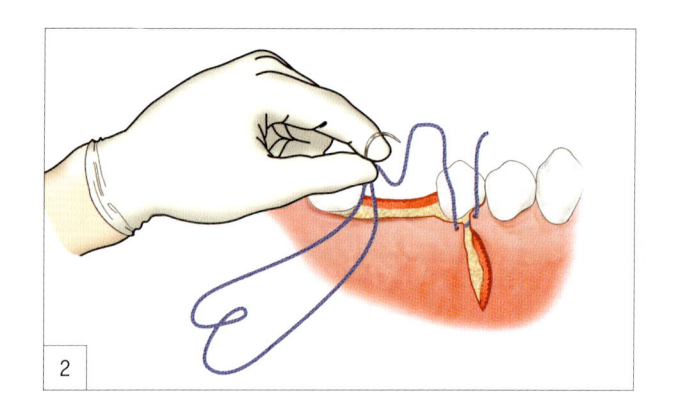

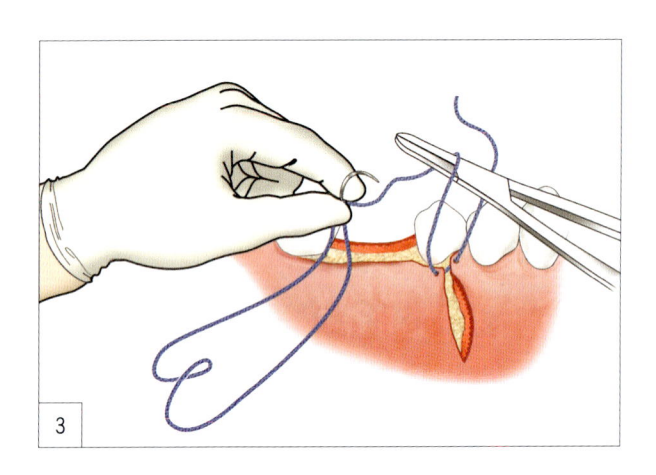

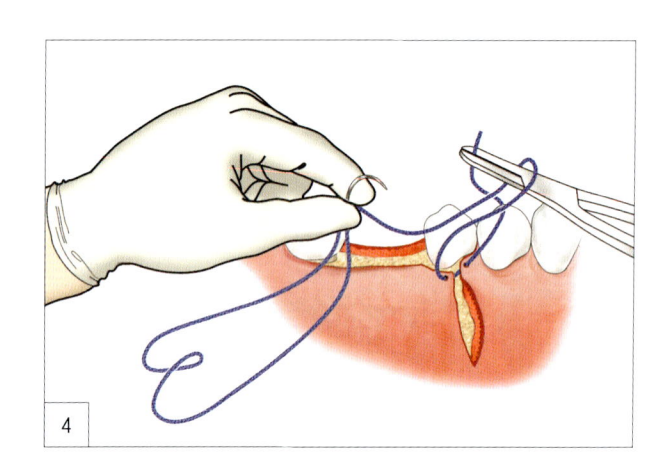

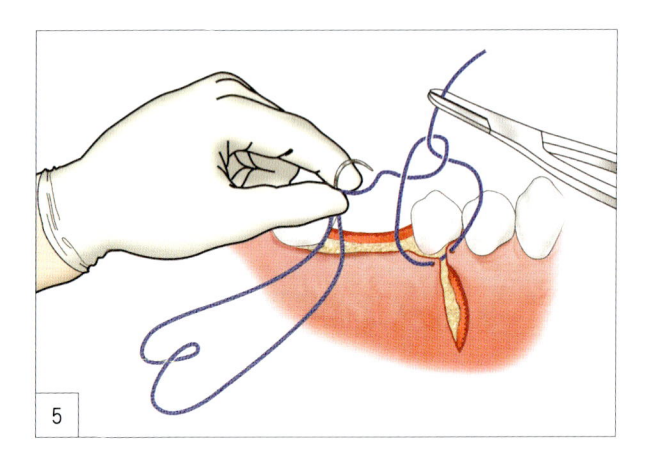

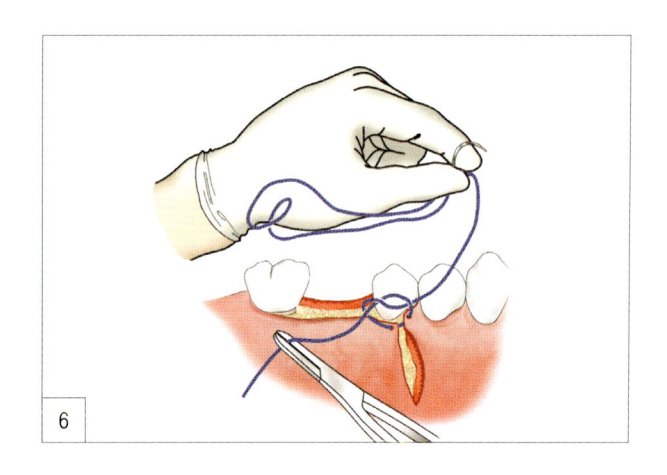

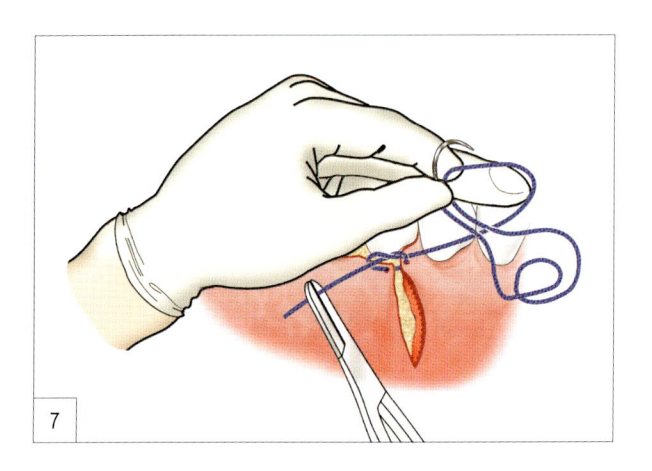

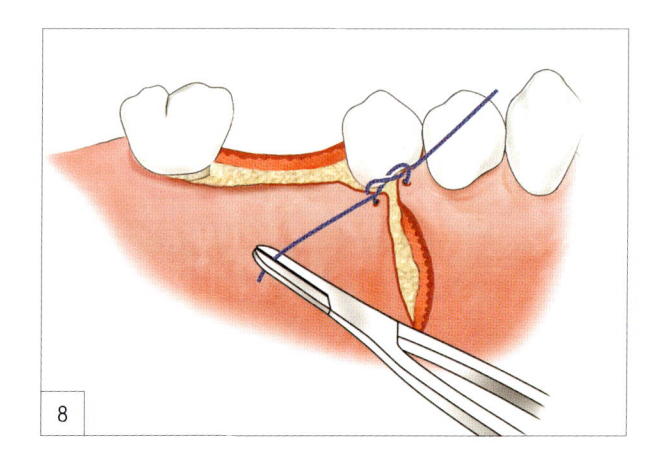

1
2
3
4
5
6
7
8

2 歯肉の切開，剥離，縫合法

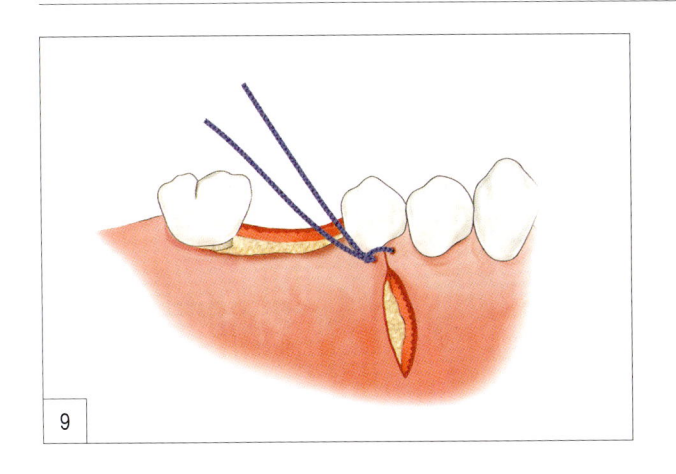

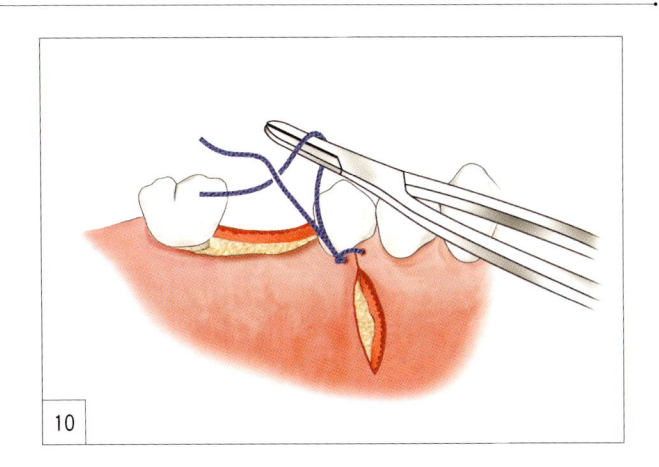

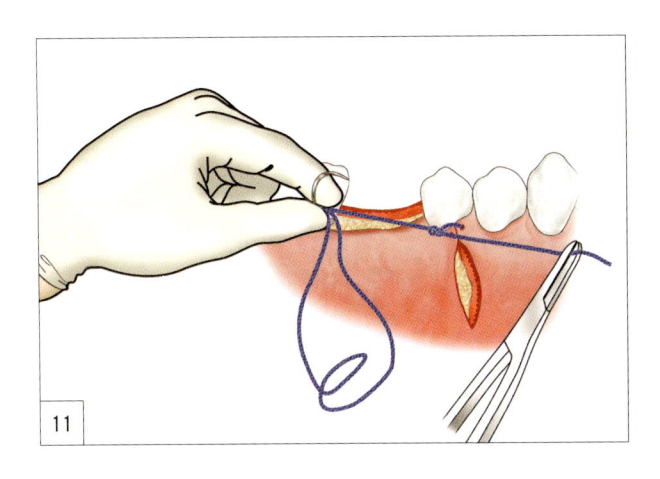

図8 歯肉の鉗子法による縫合．

[下顎骨外側の要注意部位／損傷させると大出血を起こす血管]

○印は下顎骨外側の要注意部

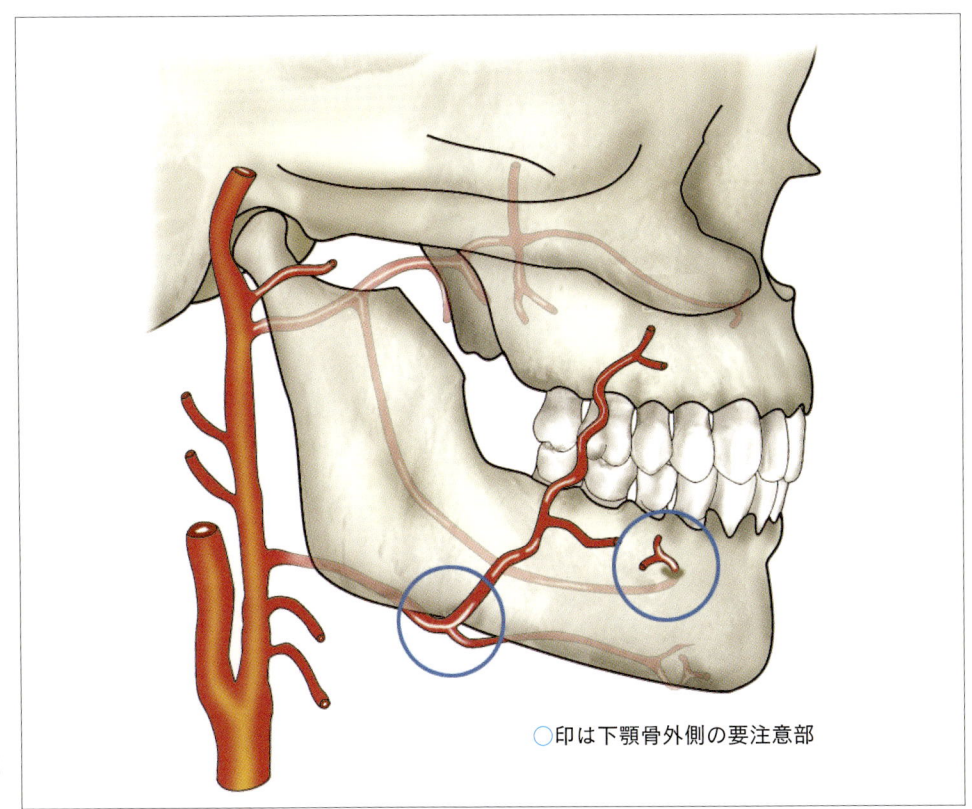

図9 下顎骨外側の要注意部位．

59

Part 2　口腔外科手術のテクニック

［口底と下顎骨前歯部舌側の要注意部位／損傷させると大出血を起こす血管］

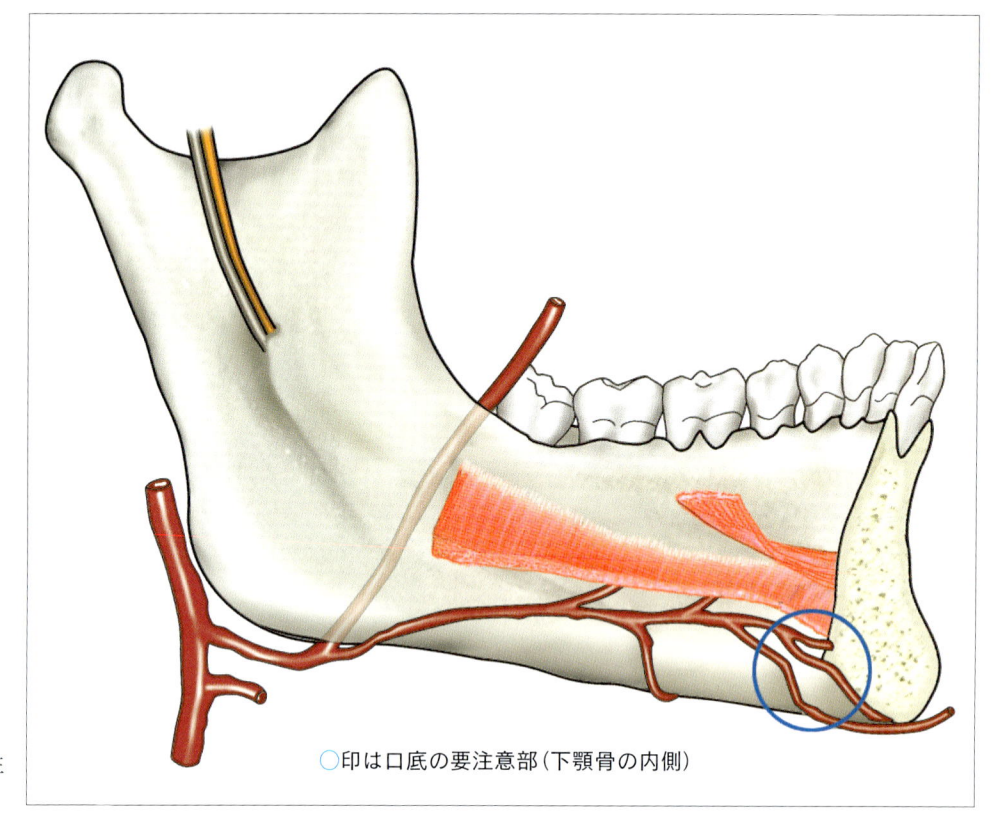

○印は口底の要注意部（下顎骨の内側）

図10　口底の大量出血の要注意部位．

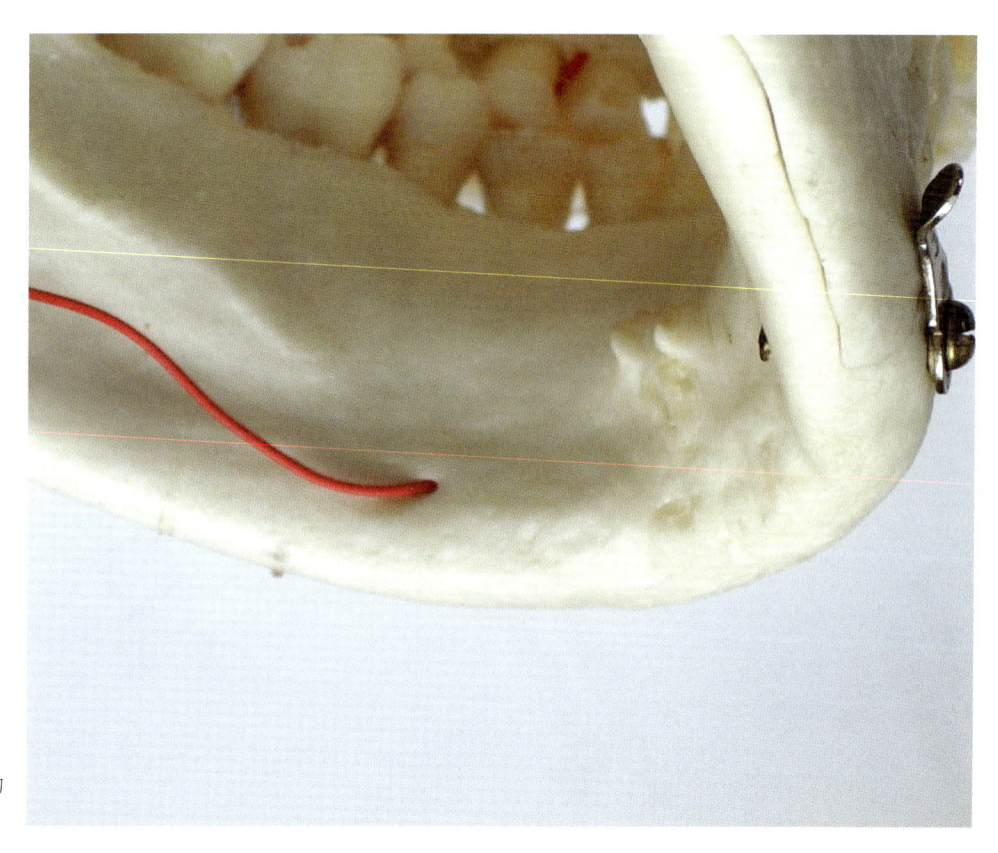

図11　下顎骨前歯部舌側の動脈進入孔．

60

Part 2　口腔外科手術のテクニック

3　小帯の手術

舌小帯の手術

舌小帯手術の判断基準

　　舌小帯が短いと，哺乳障害や言語障害を起こすといわれるが，哺乳障害を持つ乳児はみたことがない．言語障害についても日本語の発音ではなく英語の l, r, t, d, n, th, sh, z の発音は舌先の動きが妨げられると障害を受ける．

　　舌小帯が短いという基準は，図12のように
・舌先を上にあげさせると舌先が割れること
・舌を前下方にださせて，下唇の赤唇縁を越えない
ことにより判断する．

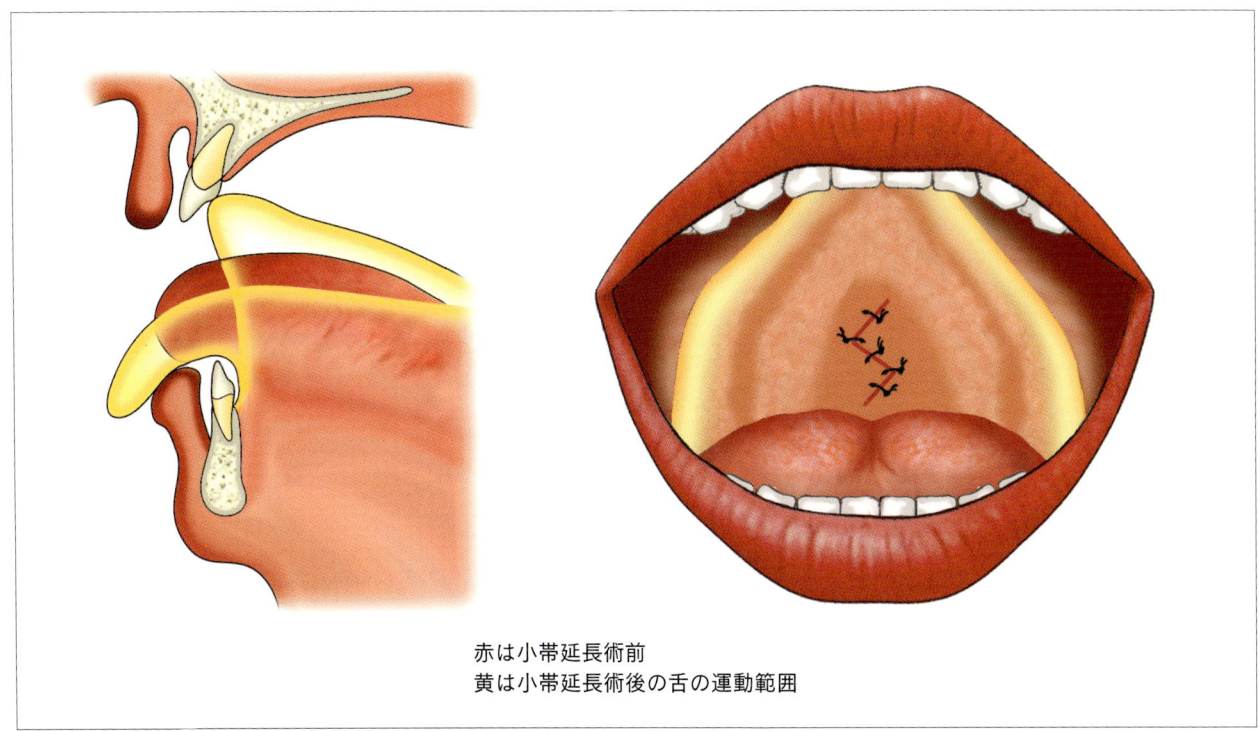

赤は小帯延長術前
黄は小帯延長術後の舌の運動範囲

図12　Z-小帯延長術手術の判断基準．

Part 2 口腔外科手術のテクニック

──手術──

　手術は，小帯が薄い場合は小帯に水平の切開を加え，舌と口底との境界部の組織を切り離すことで延長できる．小帯の幅が3mm以上と厚い場合は，単純な水平切開では延長が難しいので，Z-形成術が適している．

　粘膜の切開を図で示すが，粘膜の切開のみでは舌の十分な可動性は得られない．湾曲した剪刀の先を切開創のなかに入れ，剪刀の先を開きながら切っていく．結合組織，場合によっては筋肉の線維を緊張させ強く引っ張っている線維を剪刀で同じように切断すると，小帯は十分に伸展され舌尖がよく動くようになる．この時点で舌尖を挙上させるか前突させて，十分な動きを確認した後に縫合する．縫合には4-0バイクリルがよい．

　いずれの手術方法を行うにしても，小帯のすぐ左右に顎下腺管の開口部があるので，切開時にそれに損傷を与ないよう，また，縫合時に導管をしばらないように注意しなければならない（図13）．

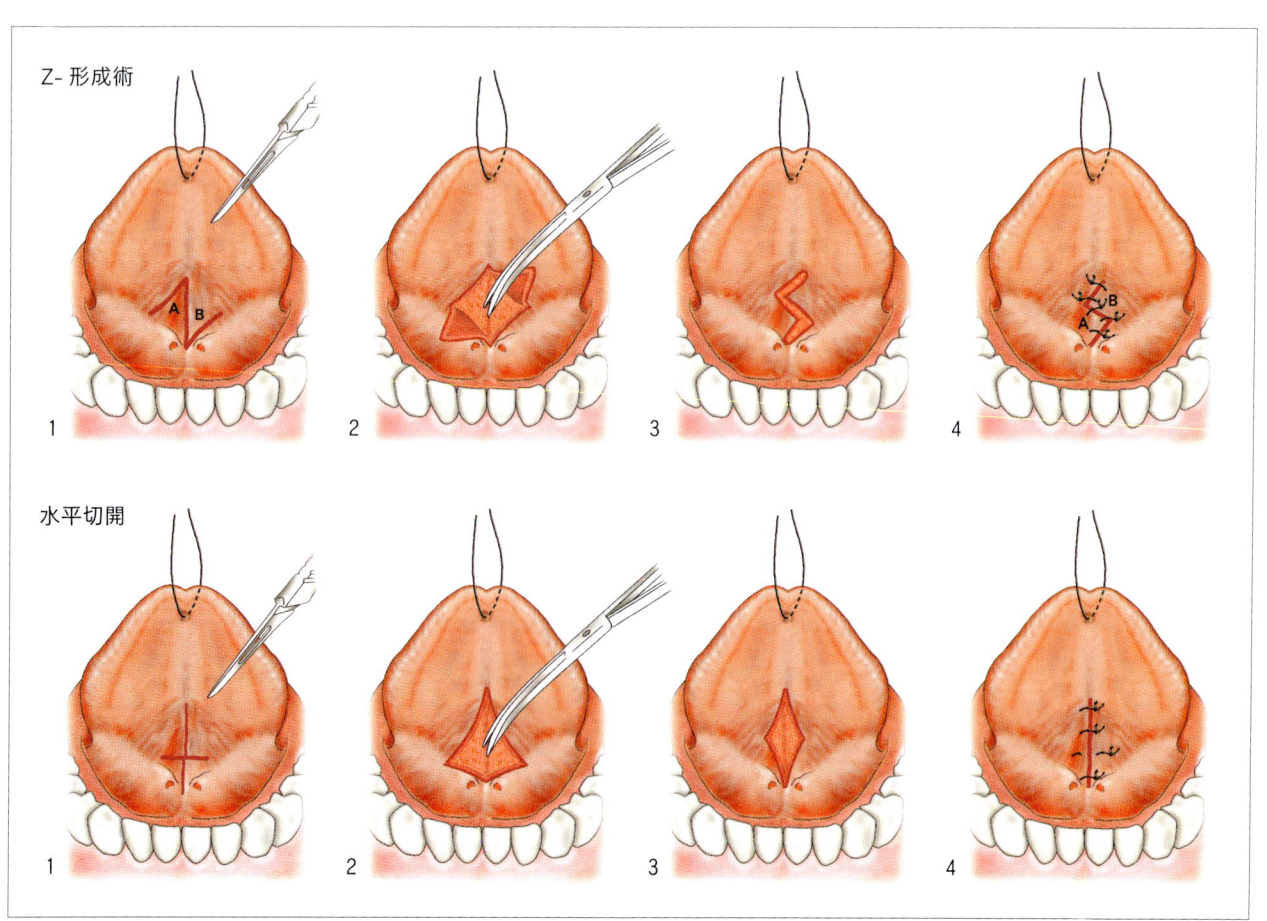

図13　Z-形成術と水平切開による舌小帯延長術．

上唇小帯の手術

　上唇小帯が発育しすぎると，正中離開を起こしていく．その程度を診断するには，鏡を口に入れて上顎前歯部を下方から見ながら，上唇を前方に引っ張ったときに，中切歯間の上唇小帯が白くなるかどうかを調べる．もし白くなれば手術によって小帯を延長しなければならない．

　上唇小帯の幅が薄く，膜状であれば，引っ張って口腔前庭に達するまで水平に切開し，唇を前に引っ張ってみて，小帯の部位に緊張が残っていれば，創のなかに剪刀の先を閉じた状態で鋏を入れて，先端を開きながら鈍的に切っていき緊張をとる．その後に生じた菱形の創を 4-0 のバイクリルにて縫合する．

　上唇小帯の幅が広く，3 mm 以上の厚みがあれば，Z-形成術を行う．

　小帯の真上に垂直の切開を加え，その上端と下端から斜め45°に平行な2本の切開を加え，Z字形の切開にする．この創のなかに，先を閉じた状態で鋏を入れて，前後的に先端を開き，鈍的に切離しながら創を延長して緊張をとる．その後に，2個の三角形の弁を入れ替えて，4-0 のバイクリルで縫合すると，小帯は延長される（図14）．

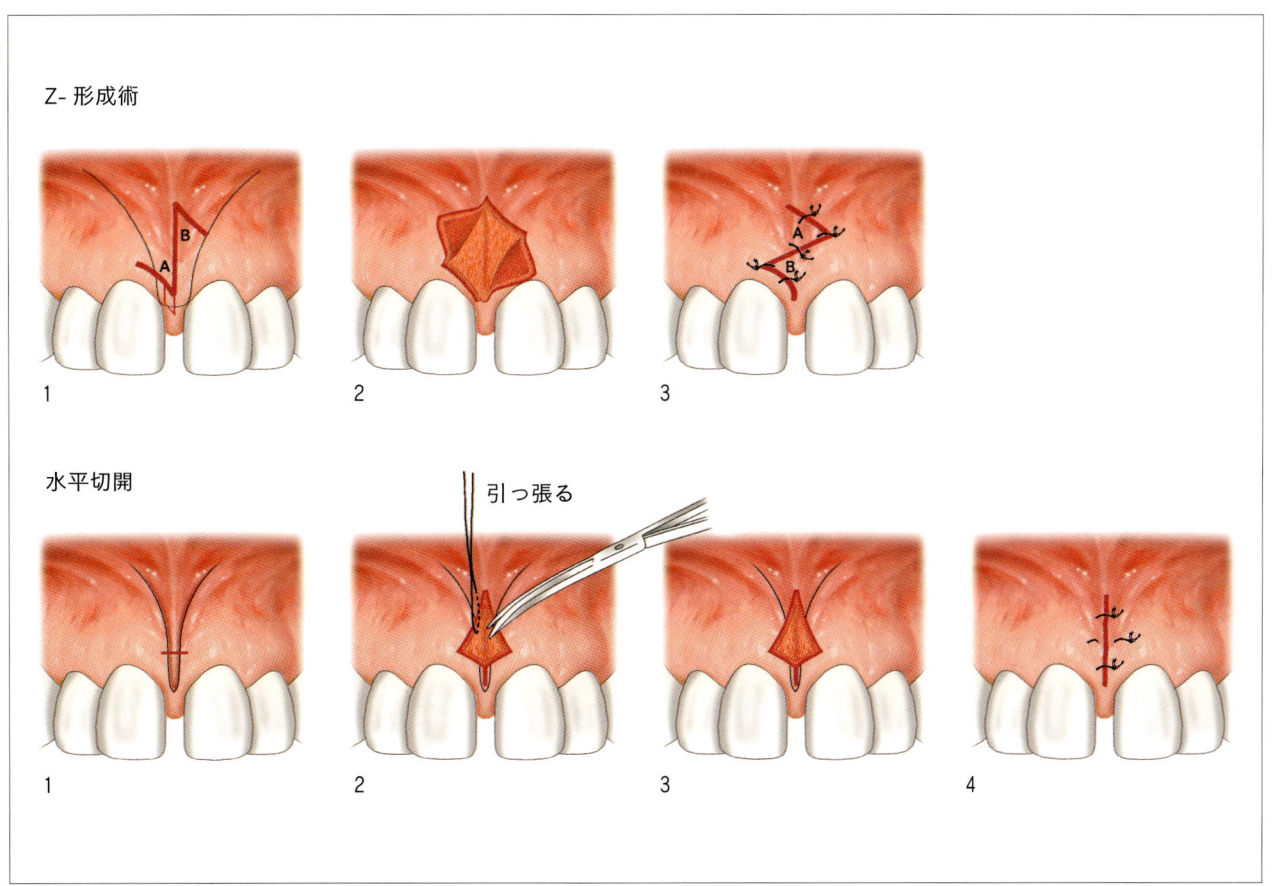

図14　Z-形成術と水平切開による上唇小帯延長術．

Part 2 口腔外科手術のテクニック

4 粘膜骨膜弁の剥離と延長法（減張切開）

骨膜の減張切開のコツ

　口腔外科の手術では多くの場合，歯肉を含めて骨膜の裏打ちのある粘膜骨膜弁を作ることが多い．この弁を延長して欠損部を被覆しなければならない場合には，弁の延長を必要とする．骨膜の下を広範囲に剥離しても骨膜は伸びないので，結果として弁を延長することはできない．骨膜の切開が必須で，粘膜骨膜弁の延長のコツは，いかに上手に骨膜の減張切開を行うかである．

　弁に十分な厚みがある場所を選んで，弁の幅全部を横切る連続した1条の切開を骨膜のみに加える．後は骨膜の切開部を鈍的に剥離して，弁の延長を図る．骨膜切開を粘膜骨膜弁の薄いところで行うと，弁がちぎれてしまう．また，骨膜の切れて

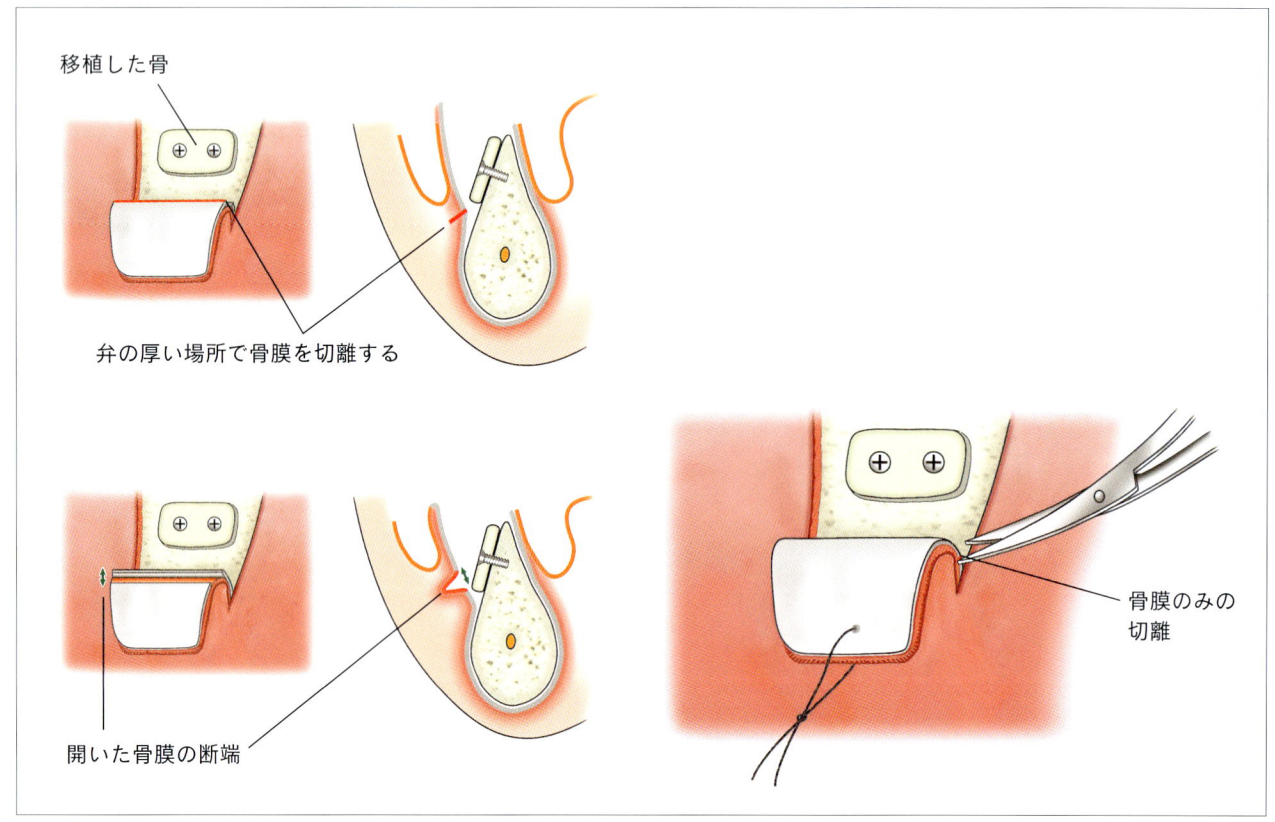

図15　骨膜の減張切開．

4 粘膜骨膜弁の剥離と延長法（減張切開）

いない場所があれば，その部位での弁の伸展ができないので，弁の延長が阻害されてしまう．

　切開は骨膜のみに行うだけで十分で，深く切りすぎると出血が多くなる．筆者は好んで剪刀にて骨膜を切る．この方が切開の深さの調節が行いやすいからである．剪刀の先を少し開き，一方の刃を骨膜の下に入れ，剪刀を押しながら骨膜を切っていくという方法である(図15).

Part 2　口腔外科手術のテクニック

5　骨移植のための骨採取法

骨の採取部位

　口腔外科では顎骨の欠損の修復のために自家骨移植を行うが，その場合に腸骨から移植骨が採取されることが多い．しかし，この方法では身体の2箇所に外科的な侵襲が加えられることになるし，麻酔も全身麻酔が必要になり，外来手術では難しいなど欠点が多い．

　そこで，同じ手術野の口腔内から移植骨の採取も行われる．骨の採取部はオトガイ部，下顎枝，前鼻棘，頬骨，上顎結節などである（図16）．

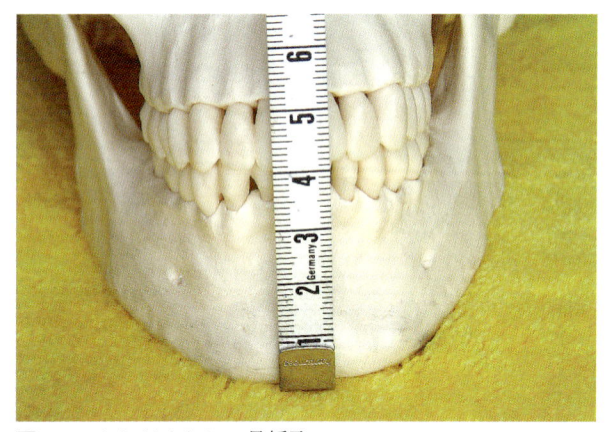

図16a　オトガイからの骨採取．

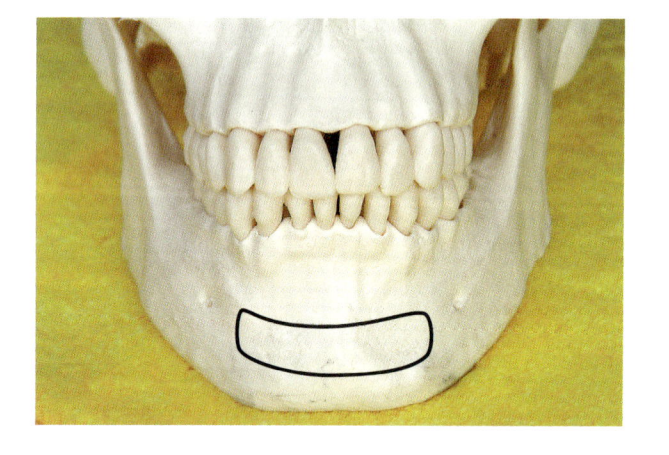

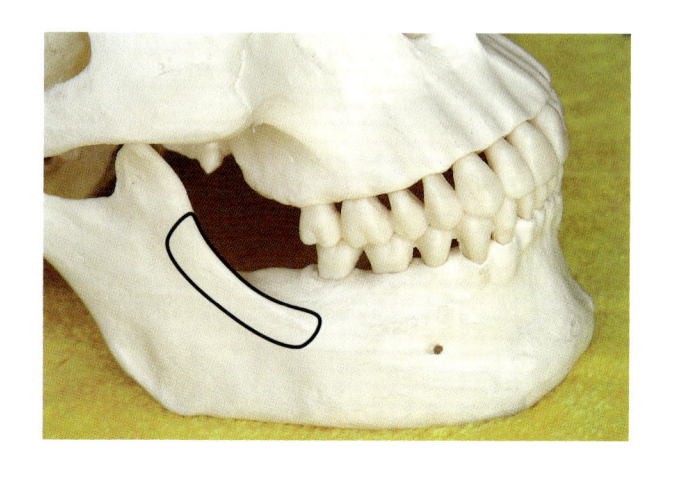

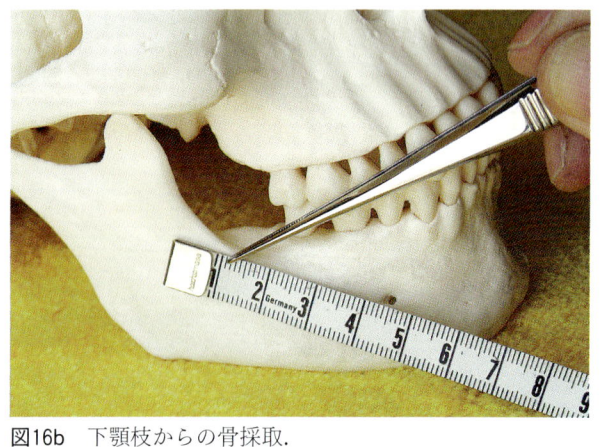

図16b　下顎枝からの骨採取．

66

5 骨移植のための骨採取法

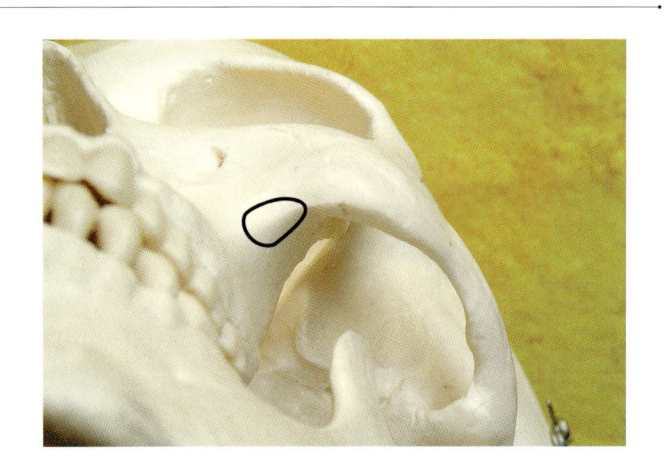

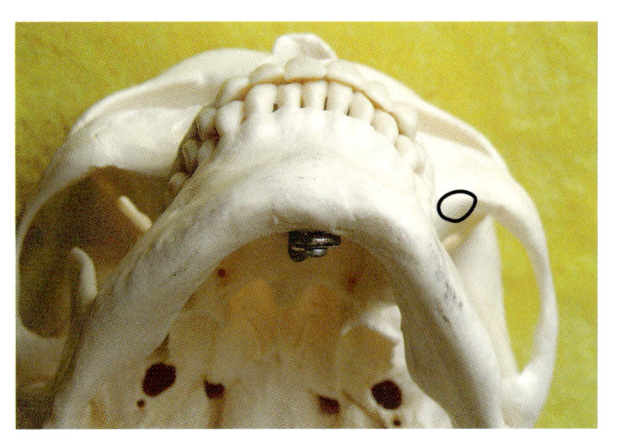

図16c　頬骨からの骨採取.

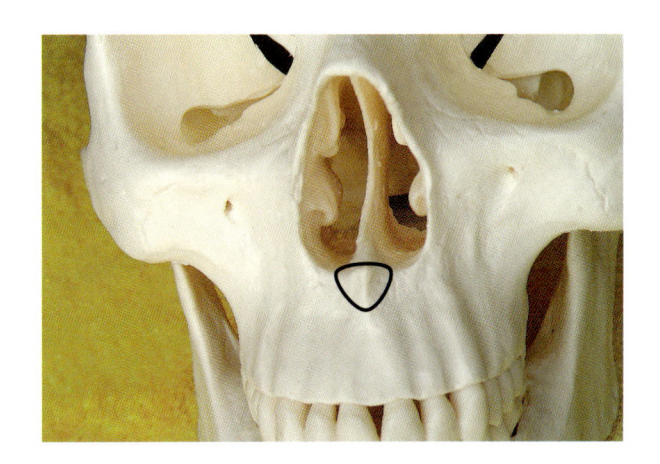

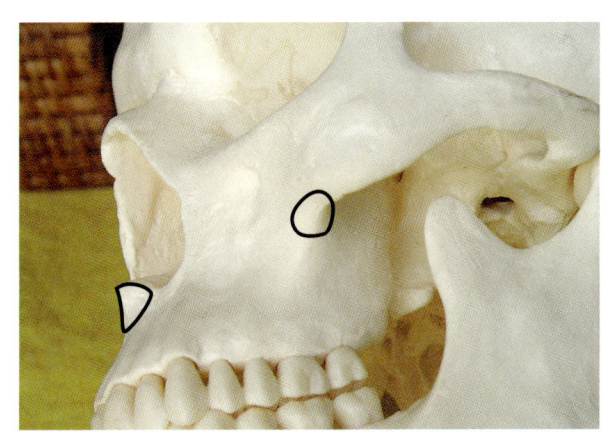

図16d　前鼻棘からの骨採取.

67

Part 2　口腔外科手術のテクニック

オトガイ部

　なかでもオトガイ部は最もアプローチの容易な場所であり，採取できる骨の量も多いが，下歯槽神経の枝である切歯枝を損傷することが多いので，切歯とその周囲の歯肉の知覚麻痺をもたらしやすい．このことを患者さんに必ず説明し納得してもらっておかねばならない（図17）．図17bのようにオトガイ孔を確認して，それより5mm内側までの範囲で骨を採取する．採取部の上端は，切歯の根尖から5mm離し，下端も下顎底から5mm離す．

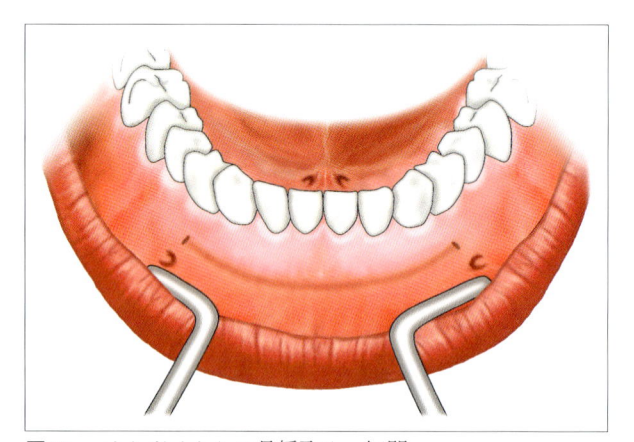

図17a　オトガイからの骨採取1．切開．

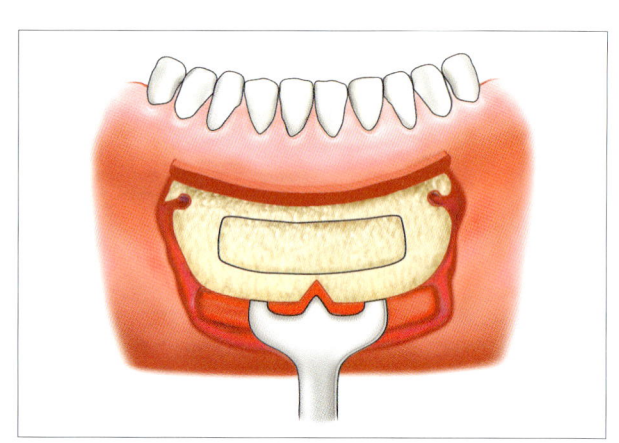

図17b　オトガイからの骨採取2．ブロック骨の採取．

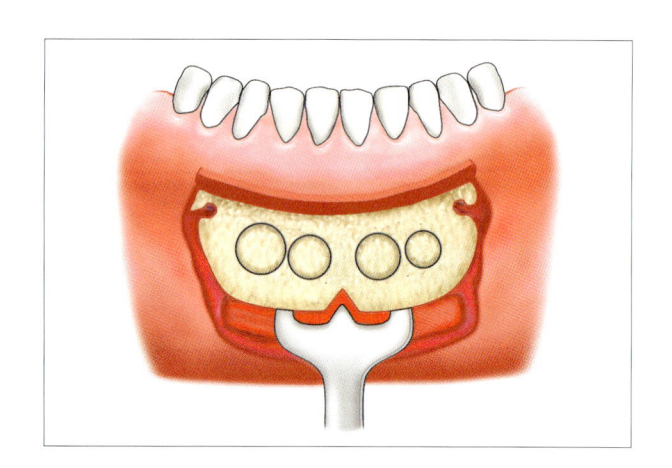

図17c　オトガイからの骨採取3．トレフィンバーによる採取．

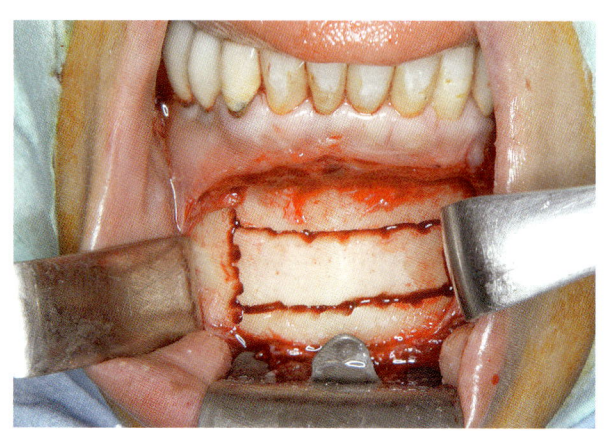

図17d　オトガイからの骨採取の実際．

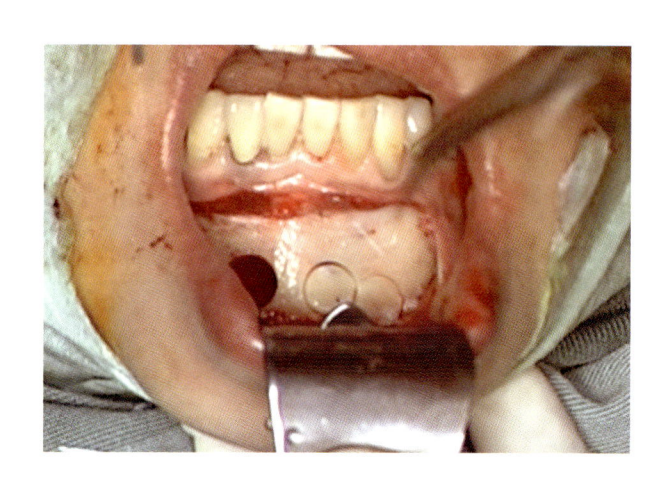

下顎枝

　下顎枝は薄い長方形の骨を採取するには都合のいい部位である(図18).しかし採取できる骨の量はオトガイ部より少ない.ベニアーグラフトのための骨としては適切である.また,第三大臼歯部の下顎三角部はトレフィンバーで骨を採取するにはよい場所である.ただし,深部の下顎管に損傷を与えないように十分注意すべきである.

　1 mL程度の少量の骨は,前鼻棘,頬骨,上顎結節から採取が可能である.それぞれ上顎前歯部,上顎臼歯部の手術の場合には新たに別の場所に切開を加えることなく,剥離をほんの少し広げるだけで,移植骨が採取できるので,患者への外科的侵襲は小さくてすむ.

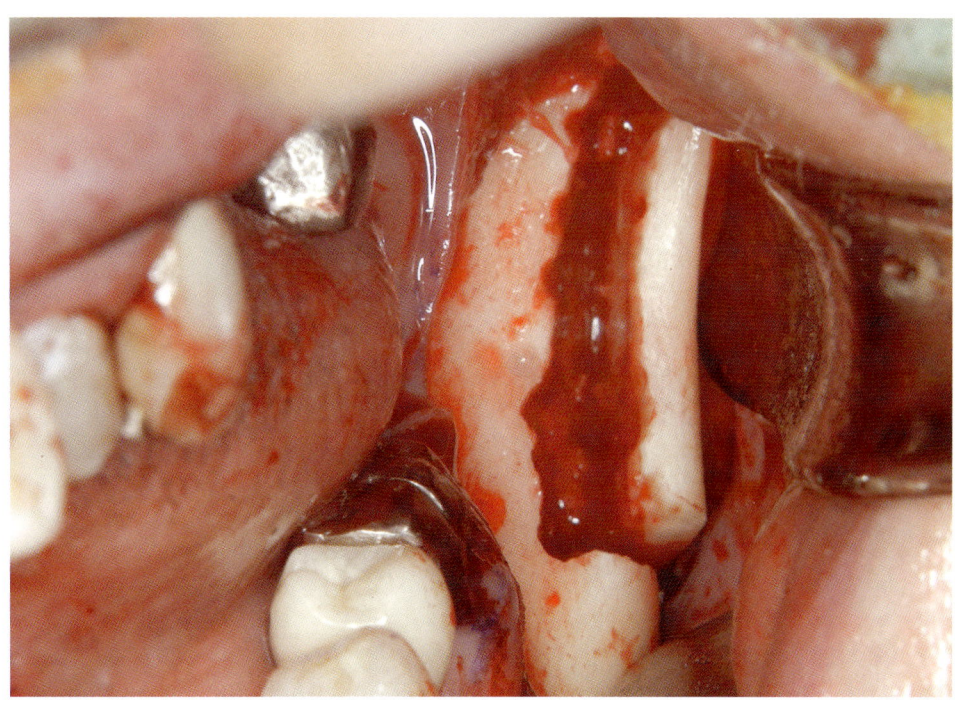

図18　下顎枝からの骨採取.

Part 3 インプラントを中心とした口腔顎顔面外科手術のための外科解剖学

1 下顎骨の外科解剖学

2 上顎骨の外科解剖学

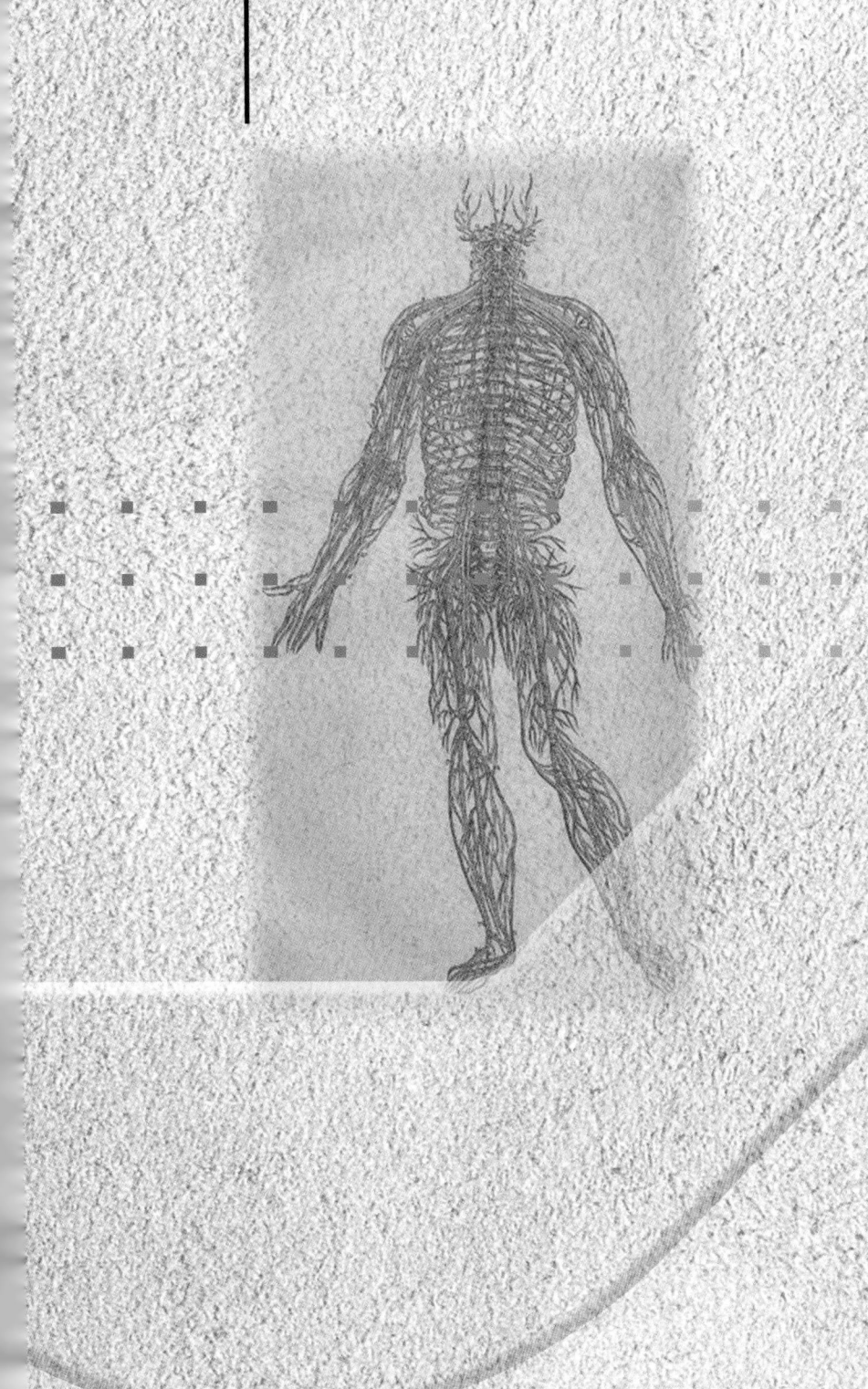

Part 3 インプラントを中心とした口腔顎顔面外科手術のための外科解剖学

1 下顎骨の外科解剖学

各症例個人の術中の計測を行って，解剖学的位置を把握

近年，コンピュータの発達と歯科用CT撮影装置の開発により，口腔顎顔面外科手術のシミュレーションが可能になってきている[1]．しかし，未だCT撮影装置は高価である．また，仮に他施設でインプラント埋入想定部位のエックス線CT写真撮影後，光造形を応用した3D模型上でのシミュレーション[2]でも，コンピュータを用いた術中ナビゲーションシステム[3,4]でも誤差は必ず生じる．

したがって，基本的な口腔顎顔面領域の解剖学的構造を熟知し，その上で各症例ごとに個人の術中の計測を行って，解剖学的状況を把握しながら，手術を進めることは重要である．

下顎歯槽部

下顎歯槽部は，一般的に上顎歯槽突起より厚い皮質骨に覆われているため，機械的強度は強い．しかし，歯の喪失とともに初期の歯槽骨の吸収で，頬舌的方向の吸

［顎骨形態の分類］ （Brånemark ら[5]から引用）

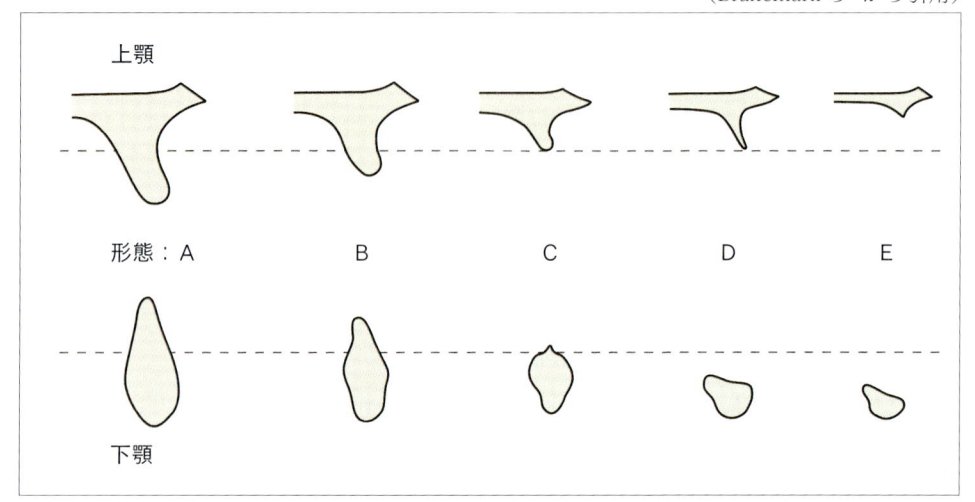

図1a 抜歯後の残留顎骨の形態と骨吸収の程度による分類．
　破線は歯槽骨と顎骨とのおおよその境界を示す．
A：大部分の歯槽骨が残存している．
B：残留歯槽骨に中程度の骨吸収が認められる．
C：残留歯槽骨のみが残存している．
D：顎骨に吸収が認められる．
E：顎骨に極度の吸収が認められる．

1 下顎骨の外科解剖学

[骨質の分類]

(Brånemarkら[5]から引用)

図1b 骨質の分類.
1：顎骨の大部分が皮質骨により占められている.
2：中心の密度の高い海綿骨を厚い皮質骨が包囲している.
3：十分な強度を備えた,密度の低い海綿骨を薄い皮質骨が包囲している.
4：密度の低い海綿骨を薄い皮質骨が包囲している.

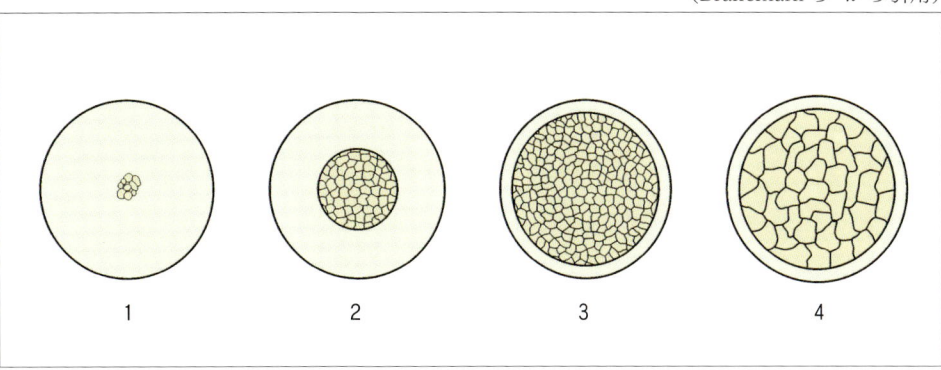

収は頰側のアンダーカットを有するナイフエッジ状の歯槽堤をもたらす.

骨吸収が持続すると，歯槽堤が低くなって，形状が鈍くなる．歯を喪失した後の顎骨形態と骨質の分類についてはLekholmとZarbの分類が一般的である[5]（図1a, b）．歯槽堤はパノラマエックス線写真，側貌頭部エックス線規格写真で示された歯槽堤形状に基づいて，A～Eに分類される．骨質は1～4段階に分け，最も高い密度は1で，少ない密度は4を示す.

下顎前歯部から小臼歯部（オトガイ孔間）領域で注意すべき解剖学的構造

オトガイ孔間領域は，他の下顎臼歯部，上顎前歯部，上顎臼歯部に比べ，一般的に硬い骨質である．さらに他の部位と比較して骨量が豊富であり，上顎前歯部での鼻腔，上顎臼歯部での上顎洞，下顎臼歯部でのオトガイ孔，下顎管（下歯槽神経血管束）などの解剖学的構造による制限がないため，骨内インプラントを埋入するには比較的安全な領域とされていた[6].

しかし，オトガイ孔間に骨内インプラントを埋入した結果，多数の合併症が報告されている[7-19]．問題となる解剖学的構造は，オトガイ孔（mental foramen），オトガイ孔前方部の下顎管ループ（anterior loop），下顎骨切歯管（mandibular incisive canal），舌下腺窩（sublingual fossa），舌下動脈（sublingual artery），オトガイ下動脈（submental artery）そして，舌側孔（lingual foramen）である.

オトガイ孔(mental foramen)

下顎管の出口であり，その位置は，下顎下縁を床と平行にしたときに，上下的高さで，歯槽頂と下顎下縁のほぼ中央である．しかし，歯槽骨の骨吸収の著しい症例では，オトガイ孔が歯槽頂に存在することもある．近遠心的位置は第二小臼歯のほぼ中央を通過する症例が多い(図2)．第二小臼歯より前または後に位置することもある．

下顎骨で，オトガイ孔間，あるいはオトガイ孔より後方臼歯部に骨内インプラントを埋入する場合，必ずオトガイ孔を明示して，その位置を確認する．術中に歯槽頂からオトガイ孔までの距離の計測を行うことは，臼歯部の下顎管，下顎管前方ループ，下顎骨切歯管を損傷しないため重要である．

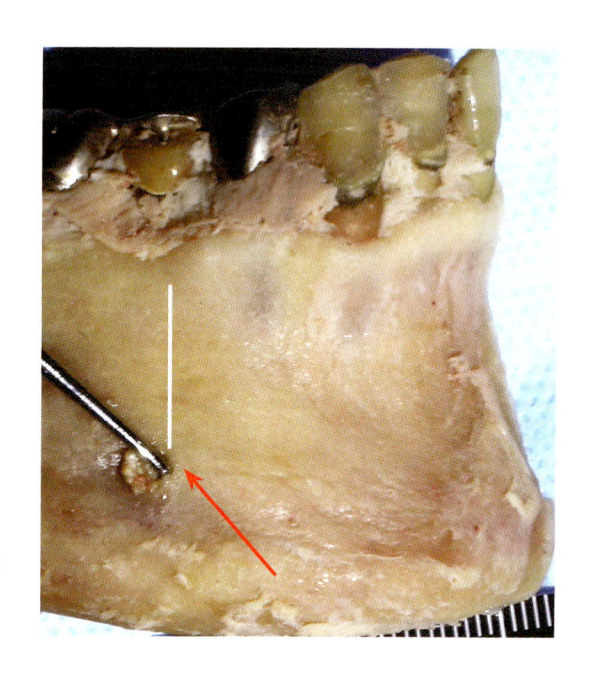

図2 オトガイ孔．左右的位置は第二小臼歯のほぼ中央で，上下的位置は下顎下縁を床と平行にして歯槽頂と下顎下縁の中央に位置している(佐賀大学医学部解剖学講座 埴原教授のご協力による)．

下顎管前方ループ(anterior loop)

下顎管は下顎孔からはじまり，下顎骨を前方に走行し，オトガイ孔に開口する前に，いったんオトガイ孔前方部(近心)に進んで屈曲した後，オトガイ孔に開口する(図3)[20]．このオトガイ孔より前方の屈曲する部分を前方ループと呼んでいる(図4)[21,22]．そのため，たとえオトガイ孔より前方に骨内インプラントを埋入しても，オトガイ孔前方部にある下顎管ループの下歯槽神経血管束を損傷させ，オトガイ神経領域に知覚障害を生じることがある[9]．

この理由のために，前方ループの長さは臨床上重要な意味を持つのである．剖検と生体計測によって，前方ループの長さは1993年から10年間5 mm以下と報告されていた(表1)[23-27]．筆者が計測したn = 140側では前方ループの長さが5 mm以上のものがあり，その割合は6％(8/140例)であった(表1)[28,29]．

したがって，オトガイ孔の近くにインプラントを埋入する場合，オトガイ孔から前方ループの長さが5 mm以上有する症例もあることを念頭に置いて，エックス線写真やCT写真のオトガイ孔付近を入念に観察するべきである．

1 下顎骨の外科解剖学

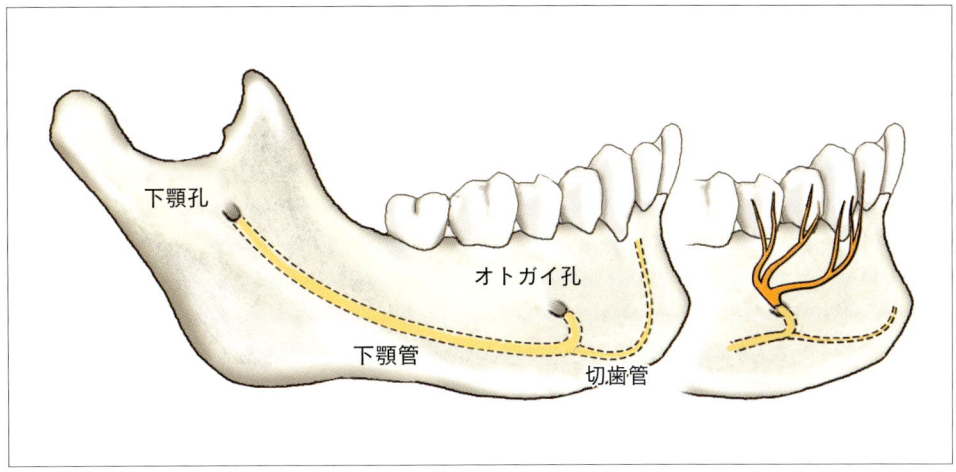

図3 下顎管の経路.

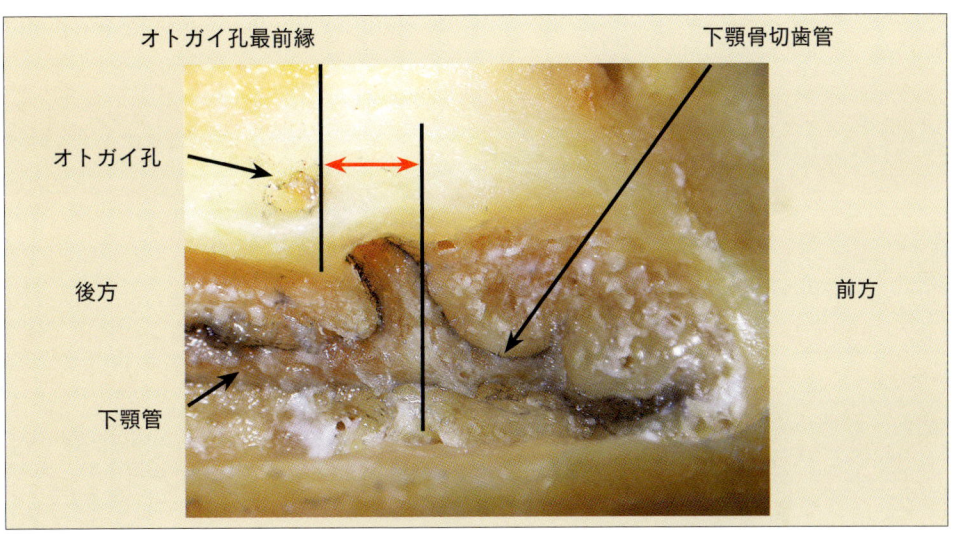

図4 下顎管前方ループ(佐賀大学医学部解剖学講座 埴原教授のご協力による).

表1 前方ループの長さの直接計測の比較.

報告者	対象	標本数	ループ出現率(%)	前方ループの長さ 平均と標準偏差(範囲)
Bavitz ら[23](1993)	献体	24 有歯群 $n=24$ 無歯群 $n=23$	11	0.2±0.3(0.0-1.0) 0.0±0.0(0.0-0.0)
Solar ら[24](1994)	献体	37	60	1.0±1.2(0.0-5.0)
Rosenquist[25](1996)	患者	58	26	0.15(0.0-1.0)
Mardinger ら[26](2000)	献体	46 半側下顎骨	28	1.05±0.47(0.4-2.19)
Kuzmmanovic ら[27](2003)	献体 (白人系)	22(44 半側下顎骨)		1.2±0.9(0.11-3.31)
Neiva ら[28](2004)	乾燥頭蓋骨(白人)	22	88	4.13±2.04(1.0-11.0)
Hwang ら[29](2005)	献体 (韓国人)	30 新鮮半側下顎骨 50 乾燥半側下顎骨		5.0±1.9
Uchida ら	献体 (日本人)	71(140 半側下顎骨)	73	1.9±1.7(0.0-9.0)

下顎骨の切歯管(mandibular incisive canal)

　下顎管は，オトガイ孔に開口する前に，下顎前方部に走る枝をだす．上顎の切歯管と間違えやすいので，これを下顎骨の切歯管と呼ぶ(図3〜5)．下顎骨の切歯管は下顎前歯部，小臼歯部の歯と歯槽骨に分布する切歯枝を含んでいる．

　筆者は，半側下顎骨標本(n = 140側)の切歯管直径を1mm間隔で，起始部より5mm近心まで計測した(図5)．その結果，表2に示すように，オトガイ孔から近心に離れるにつれて切歯管は細くなることがわかった．しかし，切歯管直径の個体差が大きいことを考慮しないと，Kohaviら[8]の報告しているようなオトガイ孔からたとえ10mm近心にインプラントを埋入しても，切歯枝の損傷からオトガイ神経領域の知覚障害が生じる可能性がある．

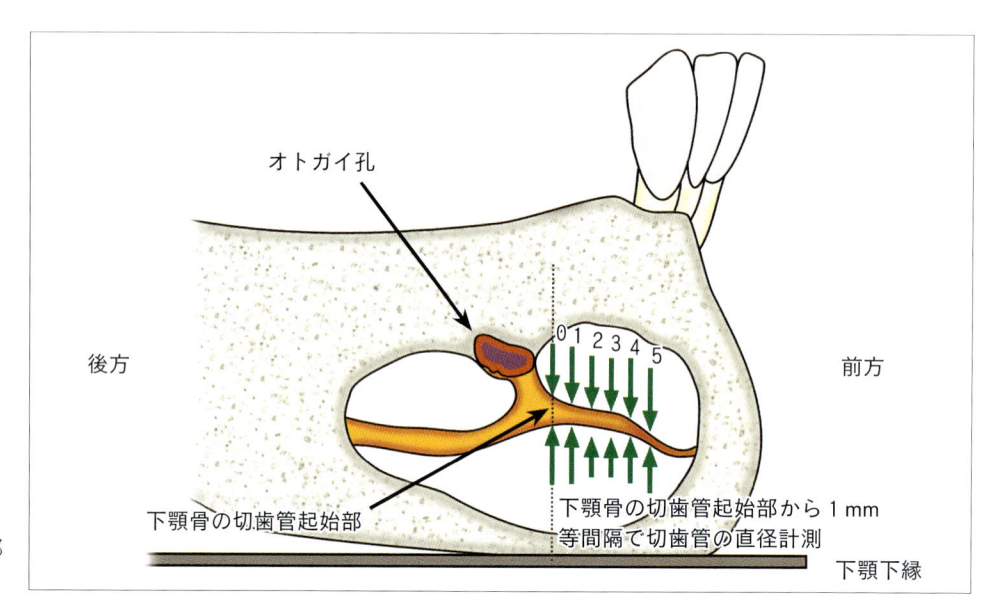

図5　下顎骨の切歯管起始部前方1mm間隔で計測．

表2　切歯管起始部から近心5mmまで1mm間隔の切歯管直径．　　　　　(n = 140)(単位：mm)

	0 mm	1 mm	2 mm	3 mm	4 mm	5 mm
平均	2.8	2.4	2.2	2.0	1.8	1.7
標準偏差	1.0	1.0	0.9	0.9	0.8	0.7
最小	1.0	0.6	0.5	0.5	0.5	0.5
最大	6.6	5.8	5.7	6.0	5.0	4.9

$**p < 0.01$

1 下顎骨の外科解剖学

　このメカニズムはおそらくHirschら[30]が述べているように，インプラントをねじ込むときに生じる切歯枝の巻き込みによって下歯槽神経主枝が前方に牽引され，下歯槽神経主枝を損傷しているのではないかと考える(図6)．したがって，オトガイ孔から近心にインプラントを埋入する場合，画像診断によって前方ループの長さを考慮すると同時に，切歯管が太い場合には，下歯槽神経主枝を巻き込んでオトガイ神経の知覚障害をきたす可能性があることを考慮しなければならない．なお，切歯管を走行する切歯枝と舌側孔から入るオトガイ下動脈が吻合していることがあることを河合らは報告している[31]．

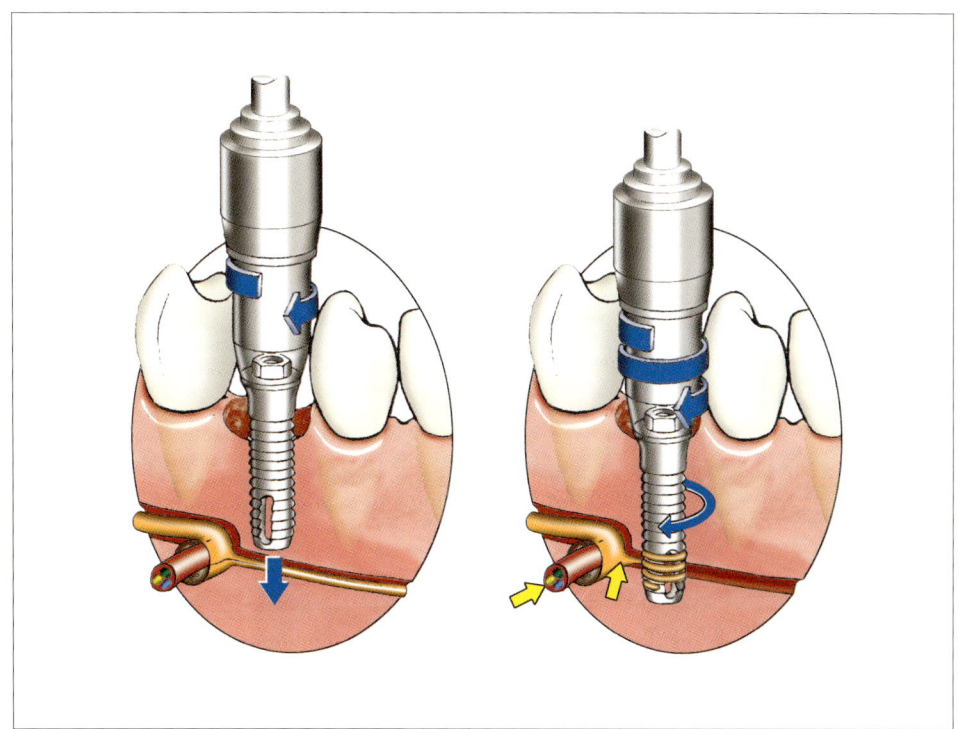

図6　切歯枝の巻き込みと，下歯槽神経主枝の牽引損傷(Hirschら[30]より引用)．

オトガイ孔より近心にインプラントを埋入するときのコツ

　オトガイ孔間の最遠心部に骨内インプラント埋入時には，オトガイ孔を明示する．しかし，過度の骨膜剥離や粘膜骨膜弁の牽引は避けるべきである．オトガイ孔明示のときに周囲組織をひどく損傷すると，オトガイ神経そのものを損傷しなくても，術後の腫脹によりオトガイ神経を圧迫し，知覚障害を生じる可能性がある．

　一般的には前方ループがない場合は，オトガイ孔最前方部より約5mm近心の位置からドリリングをはじめることを推奨する．前方ループがある場合は，ドリリングを前方ループ最前方部より約5mm近心の位置からはじめることを推奨する．

　しかしながら筆者の研究から，下顎管前方ループの長さも切歯管直径も変異が大きいため，オトガイ孔間の最遠心部に骨内インプラントを埋入するときには，オト

ガイ孔から何mm離すと安全であると固定的に決めるべきではないと考える．個々の症例において術前のエックス線写真から下顎管前方ループの長さと切歯管直径を計測して，解剖学的情報を熟知しなければならない．もし術前エックス線CT写真でループの長い，または切歯管の太い症例があったならば，その患者に術後のオトガイ神経支配領域に障害が生じる可能性のあることを説明しなければならない．

舌側孔(lingual foramen)

下顎下縁に近い下顎正中の内側表面で，オトガイ棘(mental spines = genial tubercles)領域の中央では，しばしば舌側孔に遭遇する(図7, 8)．舌側孔はMcDonnellら[32]が下顎の舌側にある孔であり，この穴に舌下動脈が進入し，その位置は下顎正中部に集中していると述べている．

日本人でも好発するようである(図8)．前述したように，河合ら[31]によると舌下動脈，オトガイ下動脈は下顎骨内側正中部付近の舌側孔を通って切歯管に達し，下歯槽動脈と吻合している．

一方，浅海ら[33]は日本人の献体19体の下顎骨舌側孔を調べ，舌側孔が切歯部で19体すべてに，そして犬歯・小臼歯部で15体に認められ，切歯部の舌側孔には主に舌動脈の分枝である舌下動脈が，犬歯・小臼歯部の舌側孔には顔面動脈の分枝であるオトガイ下動脈が走行していたと報告している．

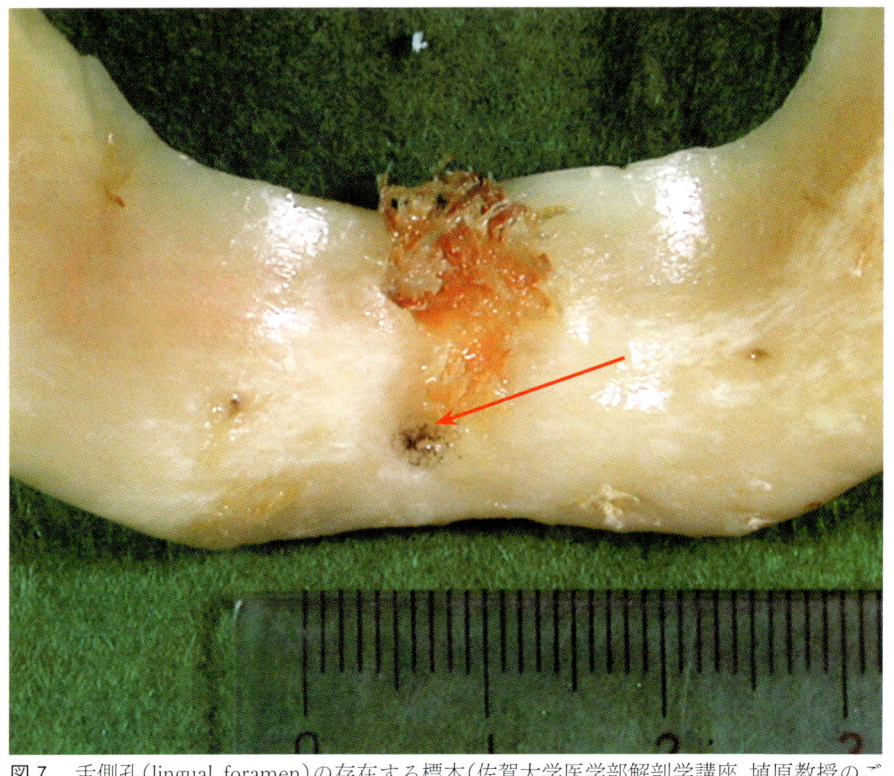

図7 舌側孔(lingual foramen)の存在する標本(佐賀大学医学部解剖学講座 埴原教授のご協力による)．

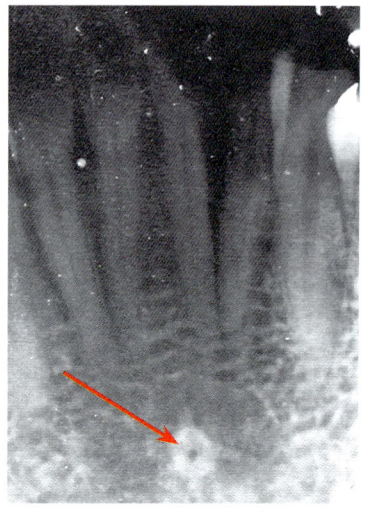

図8 舌側孔のエックス線写真．

1 下顎骨の外科解剖学

犬歯部，小臼歯部歯槽領域

舌下動脈（sublingual artery）とオトガイ下動脈（submental artery）

　下顎骨犬歯部，小臼歯部の舌側では，舌動脈の分枝である舌下動脈が，舌下腺，顎舌骨筋，そして口底軟組織に栄養を供給するために，舌下腺より内側を走行する．さらに舌下動脈は，舌側皮質骨の前方に栄養を供給している．舌下動脈の分枝は，顎舌骨筋を通過する顔面動脈の分枝オトガイ下動脈と吻合する（図9）．

　1981年Adellら[6]は，オトガイ孔間領域にブローネマルクインプラントを埋入するとき，bicorticalに骨の支持を得られるように，下顎下縁の皮質骨を貫通させることを推奨していた．下顎下縁の皮質骨に貫通させようとするあまり，不注意に下顎骨の舌側皮質骨を穿孔してしまうこともあった（図9）．そのため，近接した舌下動脈またはオトガイ下動脈を損傷し，生命に危険を及ぼすほどの出血が生じることがある[10-17]（表3）．表3に示すように，このような偶発症は，犬歯部と第一小臼歯部で発生している．

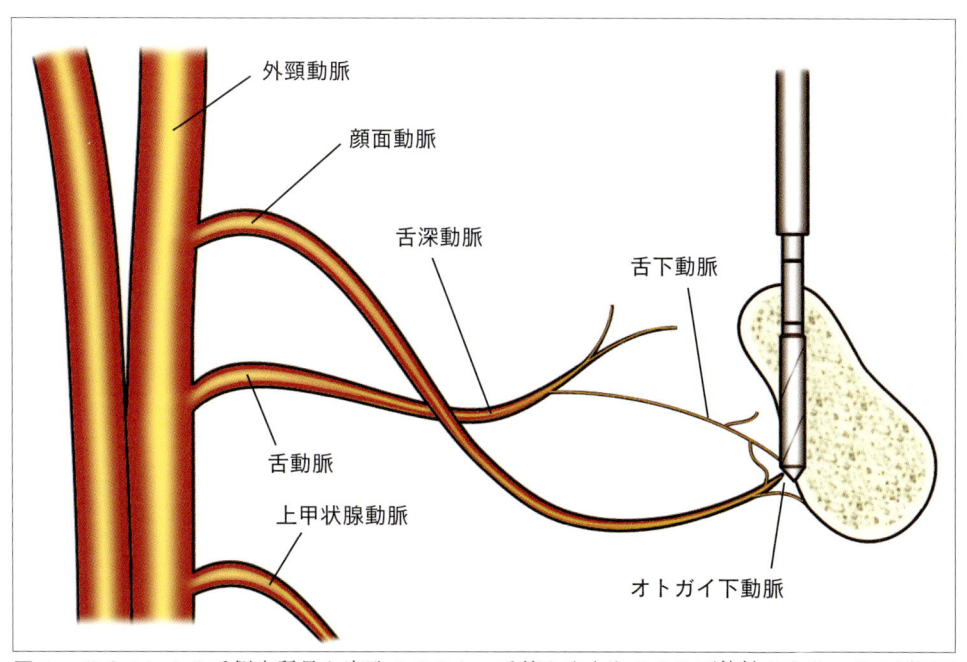

図9　ドリルによる舌側皮質骨を穿孔させると，重篤な出血をさせる可能性がある．その原因は，舌側を走行する舌動脈の分枝である舌下動脈あるいは顔面動脈の分枝のオトガイ下動脈の損傷と考えられている．

表3 オトガイ孔間にインプラント埋入中,舌側皮質骨穿孔後に生じた重篤な出血症例[12-17].

報告年	年齢,出身国,性別	種類	埋入部位
1990	63歳,アメリカ,女性	ブローネマルク,長さ18mm	犬歯部
1990	69歳,アメリカ,女性	ブローネマルク,長さ15mm	犬歯部
1993	58歳,オランダ,女性	ITI 充実型	犬歯部
1993	42歳,オランダ,女性	ITI 中空シリンダー型	第一小臼歯部
1997	67歳,スウェーデン,男性	コアベント	犬歯部
2000	54歳,イスラエル,女性	ブローネマルク,長さ18mm	犬歯部
2001	64歳,アメリカ,女性	?	犬歯部

Hofschneider ら[18]は,その出血の原因が舌下動脈,またはオトガイ下動脈の損傷であり,その防止のため,それらの動脈の出現率と分布位置について調べている.一方,Tepper ら[19]はエックス線CT写真で舌側孔(lingual foramen),舌側管(lingual canal)の位置を調べている.

舌下腺窩

舌下腺窩は,下顎骨の犬歯,小臼歯部舌側でオトガイ棘左右両側に存在する通常浅い陥凹で,顎舌骨筋線の上方にあり,舌下腺を入れている(図10).大きな舌下腺窩が存在すると,窩の湾曲が強くなるために,インプラント埋入のための骨を穿孔するときに,下顎骨舌側皮質骨を穿孔してドリリングし,近接した舌下動脈またはオトガイ下動脈を損傷する危険性がある.

舌下腺窩を穿孔して,舌下動脈,オトガイ下動脈などを損傷しないためのコツ

術中,術者は利き手にエンジンを持っているので,反対側の手を舌側にあてがい,下顎舌側皮質骨の傾斜方向の確認を行い,完全な舌側皮質骨穿孔を防がなければならない.

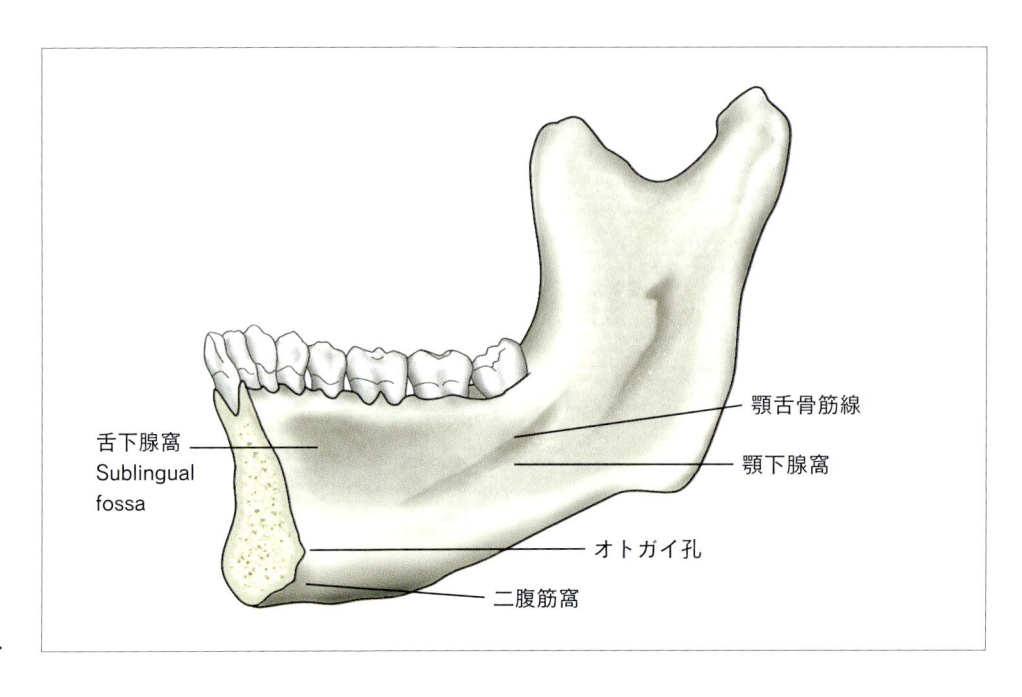

図10 下顎枝と矢状断面観.

1 下顎骨の外科解剖学

下顎臼歯部歯槽領域

　　　　下顎臼歯部でインプラントの埋入，抜歯，根尖切除術などの手術を行う際に最も問題となるのは，下顎管，舌神経である．

下顎管(mandibular canal)

　　　　下顎管は，下歯槽神経血管束の通路となる，下顎孔からオトガイ孔までの下顎骨内の管である(図3，11，12)[34〜45]．下顎管は，直径約2.0〜2.4mmで，下顎孔から前下

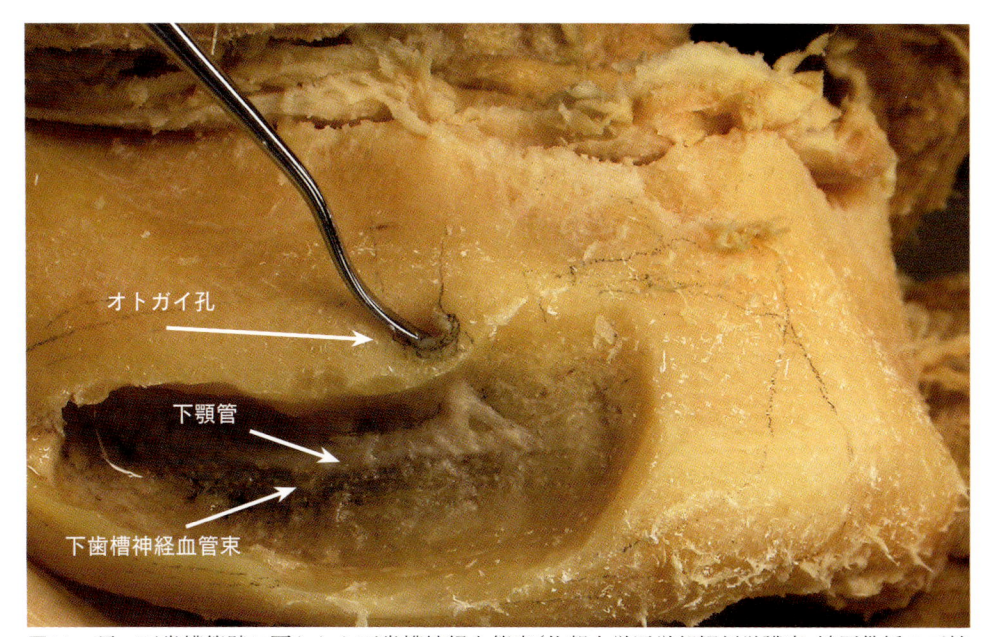

図11　硬い下歯槽管壁に覆われた下歯槽神経血管束(佐賀大学医学部解剖学講座　埴原教授のご協力による)．

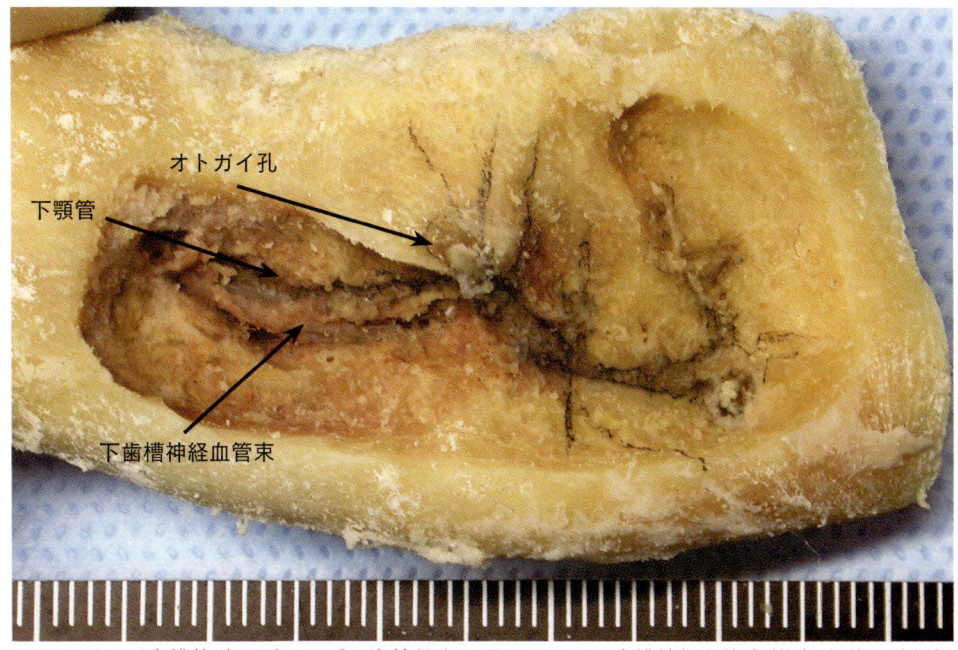

図12　硬い下歯槽管壁に覆われず，海綿骨内を通っていた下歯槽神経血管束(佐賀大学医学部解剖学講座　埴原教授のご協力による)．

方に走り，その後に曲がって水平で外側に向かい，臼歯の根尖下方を通って，オトガイ孔に近づくにつれて上方に曲がる．

　下顎管は通常，硬い壁に覆われている(図11)．しかし，症例によっては明らかな管壁がなく，柔らかい海綿骨内を下歯槽神経血管束が走行していることもある(図12)．したがって，下顎大臼歯部領域で，下顎管に接近してインプラントを埋入するときに，下顎管内への直接の損傷がなくても，血腫の形成，骨片の押し込み，骨の添加形成によってオトガイ神経領域の障害が出現する可能性がある(図13)．

　通常のパノラマエックス線写真やデンタルエックス線写真では，歯槽頂と下顎管の位置関係を正しく把握できない．その点，エックス線 CT 写真は，歯槽頂と下顎管の位置を3次元的に知ることができる．エックス線 CT 写真の欠点は，被曝と費用である．最近，歯科用コーンビーム CT が開発されて，被曝線量がパノラマエックス線写真に匹敵する程度に少なくなった．

オトガイ孔よりの後方臼歯部にインプラントを埋入するときのコツ
　術中，オトガイ孔を明示して，歯槽頂からオトガイ孔までの距離を計測し，術前の予測値と比較してみる．

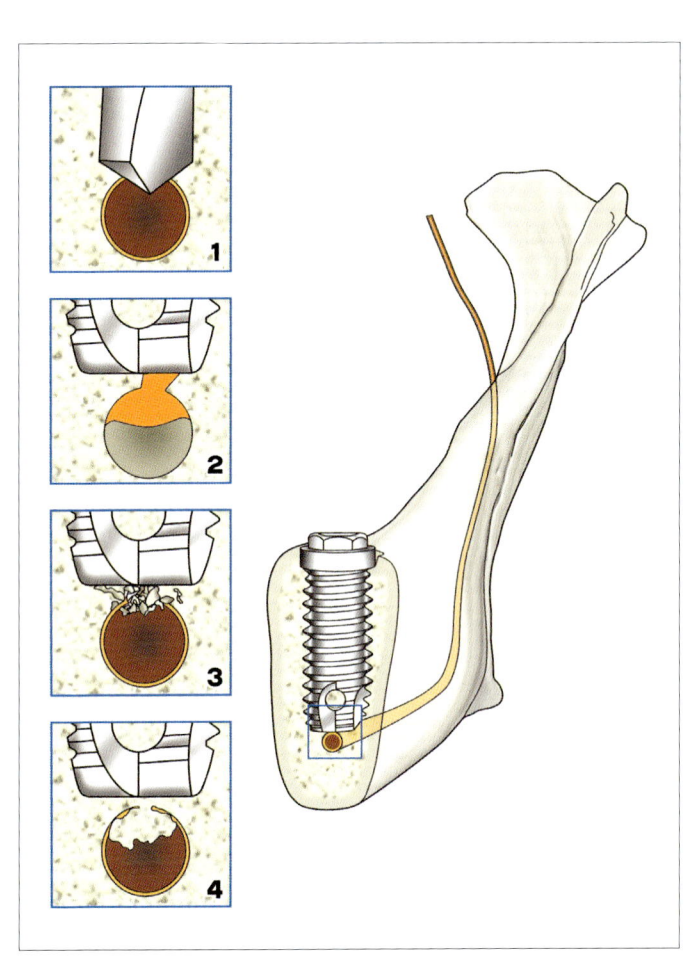

図13 下顎臼歯部でのインプラントを埋入するための注意．
　下顎臼歯部では，下顎管の上方でインプラントを埋入するため，①下顎管の損傷，またインプラントが直接下顎管を損傷しなくても下顎管に近接しすぎれば，②血腫の形成，③骨片の押し込み，④骨の添加形成などが発生することを考慮しなければならない．つまり，下顎管の直上にまでインプラントを埋入するのではなく，必ず安全領域を1mm程度は設定すべきである．

舌神経(lingual nerve)

　下顎の第三大臼歯部の手術の際に，舌神経の損傷が起こることは稀ではない．下顎の後方部を切開して粘膜骨膜弁を反転させ，骨を露出するとき，粘膜剥離子などでやさしく剥離して舌神経に注意しなければならない．とくに舌側の粘膜骨膜弁の反転のしすぎに注意すべきである．

　舌神経は，下顎骨の内側面にある翼突下顎隙(下顎枝と蝶形骨翼状突起の間にある区域)をでた後，臼歯舌側の骨膜上で粘膜下の浅い層を前方に走行する(図13)．KiesselbachとChamberlain[46]は，34体の剖検中17.6%で舌神経が歯槽稜またはより高いレベルにあり，症例の62%で，舌神経が水平的位置関係で舌側層板に接触していたと述べている．

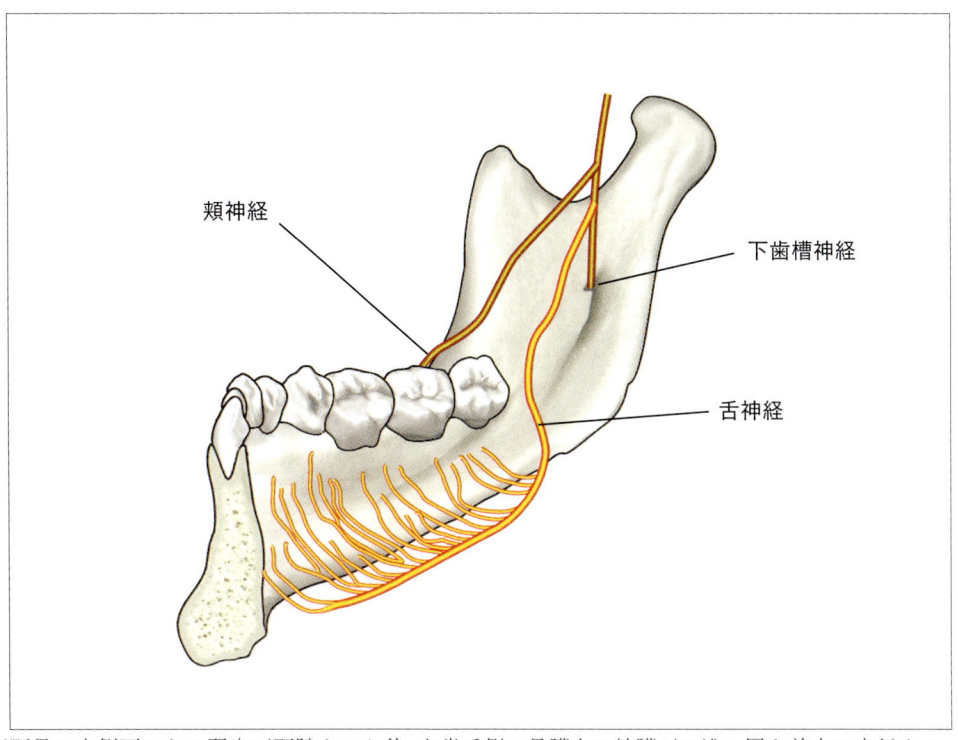

図14　舌神経(lingual nerve)．下顎骨の内側面にある翼突下顎隙をでた後，臼歯舌側の骨膜上で粘膜下の浅い層を前方に走行する．

2 上顎骨の外科解剖学

上顎骨

　上顎骨[47,48]は，上顎洞を取り囲む上顎骨体と上方は前頭突起，下方は歯槽突起，内側は口蓋突起，外側は頬骨突起からなる．上方では眼窩と，内側では鼻腔と接する（図14, 15）．

　歯牙喪失症例では上顎洞が大きい場合が多く，また上顎歯槽突起は薄い皮質骨とほとんどが海綿骨からなるため，犬歯部から後方に骨内インプラントを埋入することが困難な症例が多い．仮に埋入できたとしても，初期固定，さらには骨結合を得にくい場合もある．

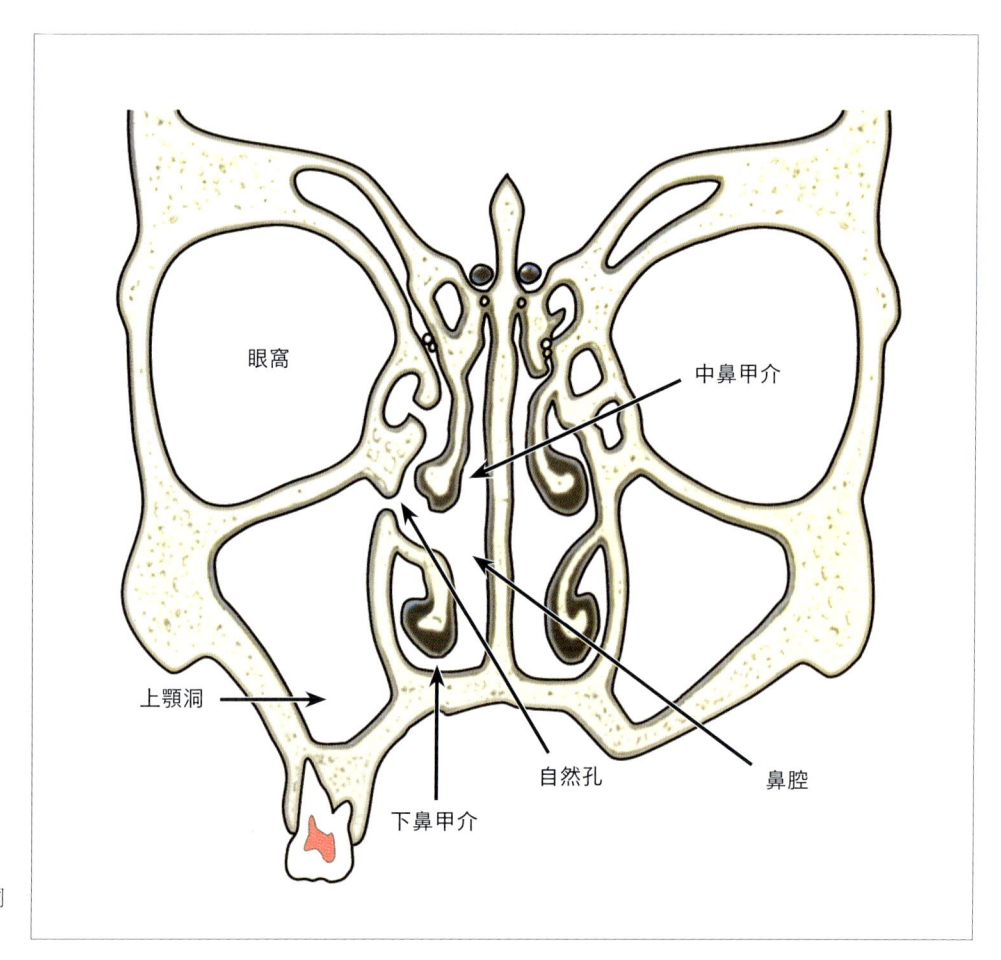

図14　上顎骨，鼻腔，上顎洞の解剖．

2 上顎骨の外科解剖学

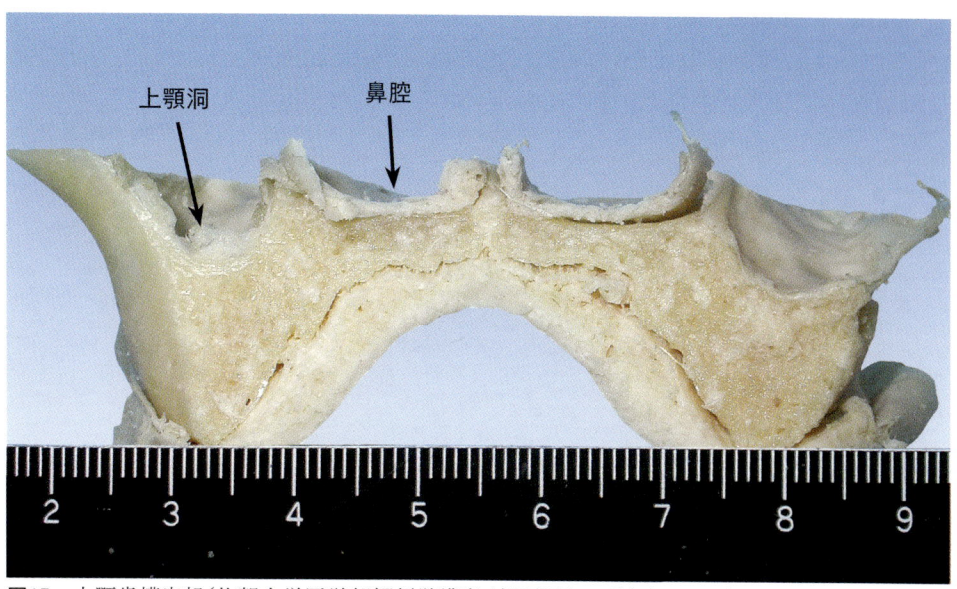

図15　上顎歯槽突起(佐賀大学医学部解剖学講座　埴原教授のご協力による).

上顎歯槽突起の傾斜状態と変化

　　　　　上顎前歯の唇側傾斜と咬合力の方向は，薄い唇側歯槽骨と厚い口蓋骨をもたらすように働く[47](図16).上顎前歯の喪失に伴って，薄い唇側歯槽骨の吸収が早く進行し，口蓋側歯槽骨の突出は目立ってくる.

　　この吸収パターンのために上顎歯槽堤の口蓋側移動と，上顎前方でしばしば見られるナイフエッジ状の歯槽堤ができる(図16).

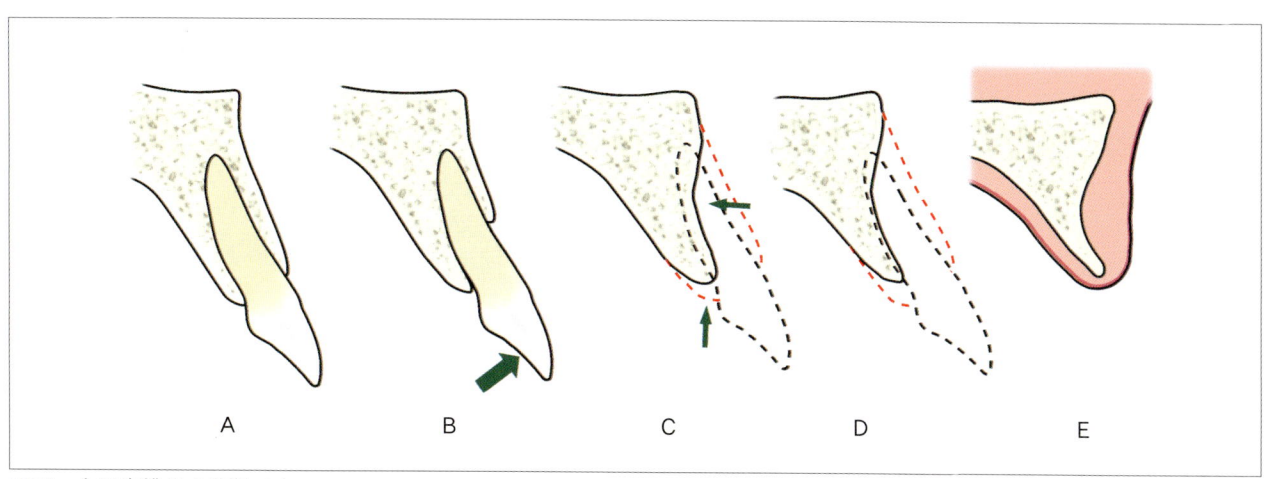

図16　上顎歯槽骨の吸収パターン.
　上顎前歯の喪失にともなって薄い唇側歯槽骨の吸収が進行し，口蓋側歯槽骨の突出が目立ってくる.

85

上顎前歯部領域で注意すべき解剖学的構造

唇側

鼻腔（nasal cavity）

梨状口より奥は空洞となり，口蓋後方の出口，後鼻孔で終了する．梨状口から後鼻孔までの空洞を鼻腔という（図14, 15）．

梨状口（piriform aperture, piriform opening）

頭蓋前面のほぼ中央に位置する骨性鼻腔の入口には，1個の三角形の孔がある．西洋梨に似た大きな口が存在する．これを梨状口という（図17）．

前鼻棘（anterior nasal spine）

上顎骨間縫合の前端にある尖った突起である（図17）．

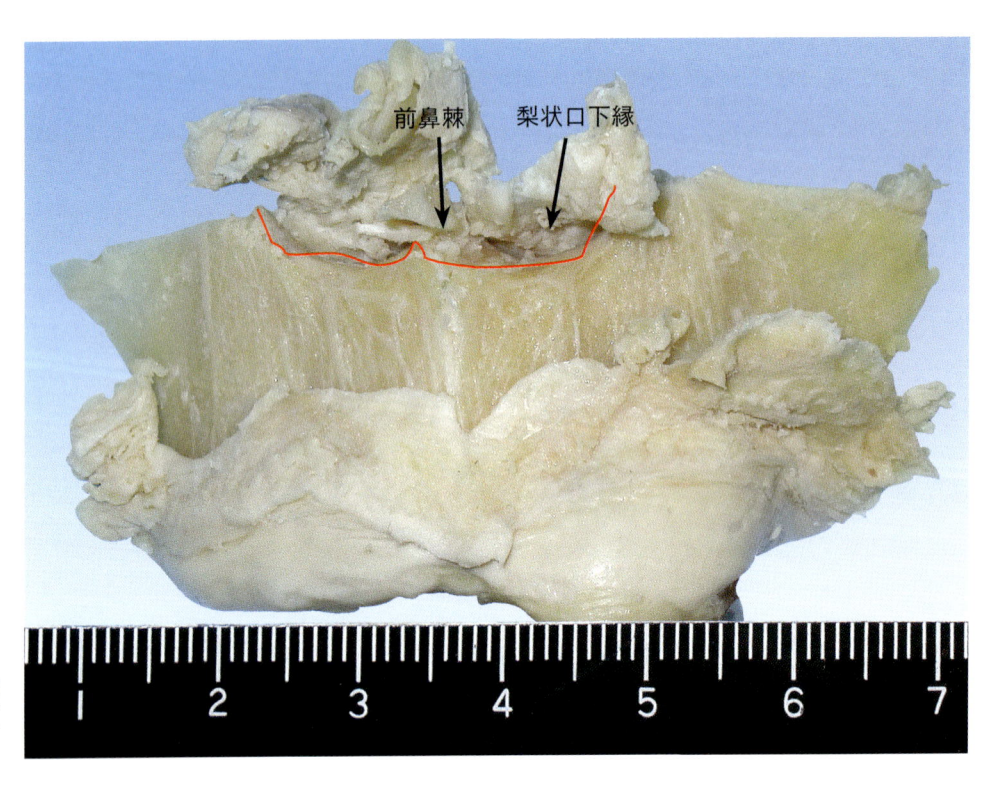

図17 梨状口と前鼻棘（佐賀大学医学部解剖学講座 埴原教授のご協力による）．

上顎前歯部歯槽突起の骨吸収が著しい場合，上顎歯肉歯槽頂または口腔前庭の切開でも，粘膜骨膜を剥離するときに，前鼻棘に達する前に，梨状口下縁に到達する．通常，上顎前歯部歯槽突起にインプラントを埋入する場合は，剥離をここでとめる．鼻腔底骨移植術などを行うときには，粘膜骨膜弁は前鼻棘を越えて，鼻腔後方まで剥離しなければならない．前鼻棘はその形状が尖っていることと，骨膜が強く骨と結合しているために，注意深く剥離しなければ，鼻腔粘膜の穿孔や出血を引き起こす恐れがある[48]．

2 上顎骨の外科解剖学

口蓋側

切歯乳頭(incisive papilla)
　口蓋ひだの前端にある粘膜の小さな突起.

切歯孔(incisive foramen)
　切歯窩に開く切歯管のいくつか(通常4つ)の孔の1つ.

切歯窩(incisive fossa)
　中切歯後方の口蓋骨正中線上の陥凹.そこで切歯管が開いている.

上顎骨切歯管(incisive canal)
　鼻腔床から上顎骨口蓋面上の切歯窩に通じる数本の骨管である.大口蓋動脈枝と鼻口蓋神経がこの管を通り,大口蓋動脈枝は蝶形骨口蓋動脈の中隔後鼻動脈と吻合する.上顎前歯部歯槽突起が骨吸収により口蓋側に移動すれば,鼻口蓋神経,大口蓋動脈枝は歯槽頂から現れる(図18)[47].インプラントは,切歯管内容物を避けて埋入しなければならないこともある.

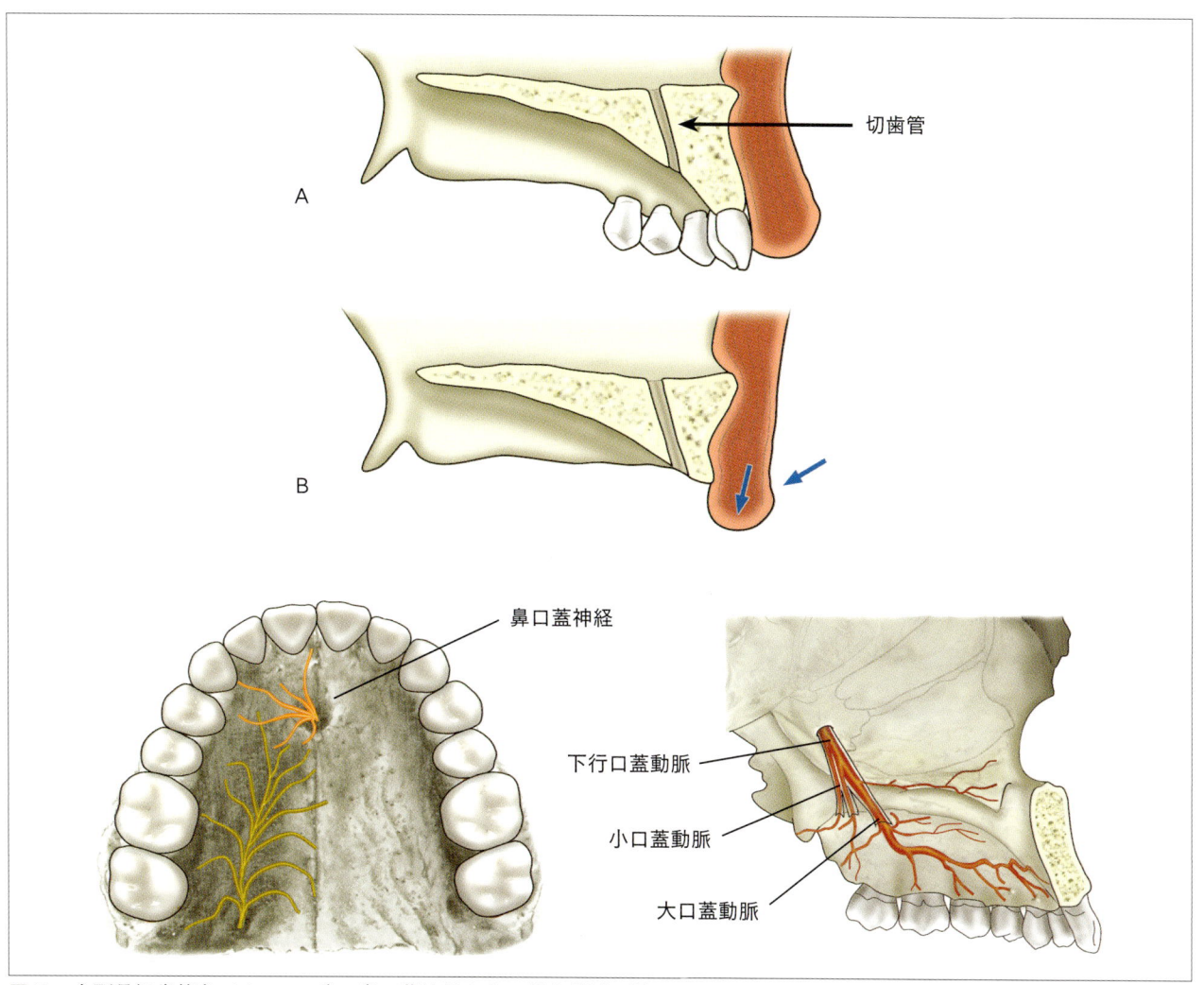

図18　上顎骨切歯管(incisive canal).鼻口蓋神経と大口蓋大動脈が通っている.

臨床的に，鼻口蓋神経，大口蓋動脈枝を切断しても著しい障害は起きない．したがって，鼻口蓋神経，大口蓋動脈枝を口蓋粘膜側で結紮し，切歯管内の内容物を除去後，インプラントを埋入することもできる．この場合，神経線維や血管の残遺物がインプラントの骨結合を妨げないよう注意して管内の軟組織を十二分に除去した後にインプラントを埋入しなければならない[48].

上顎犬歯部領域で注意すべき解剖学的構造

犬歯窩(canine fossa)
眼窩下孔の下の上顎前面で，犬歯根隆起の外側上にある窩である．

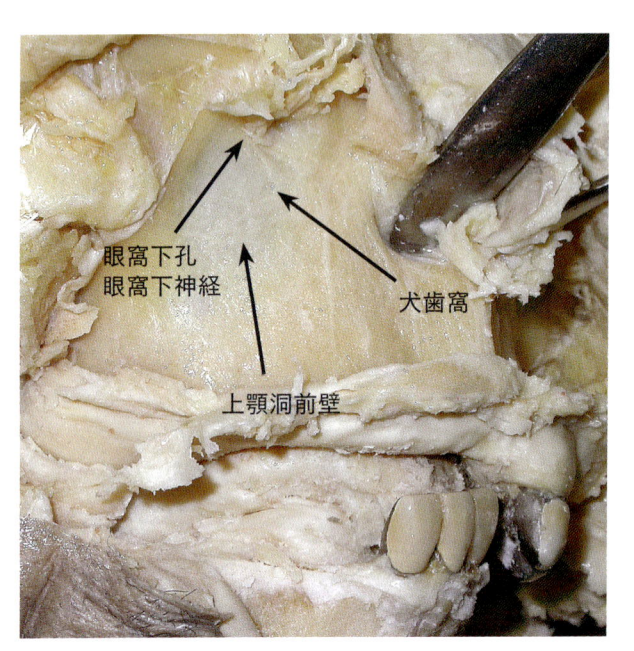

(佐賀大学医学部解剖学講座 埴原教授のご協力による)

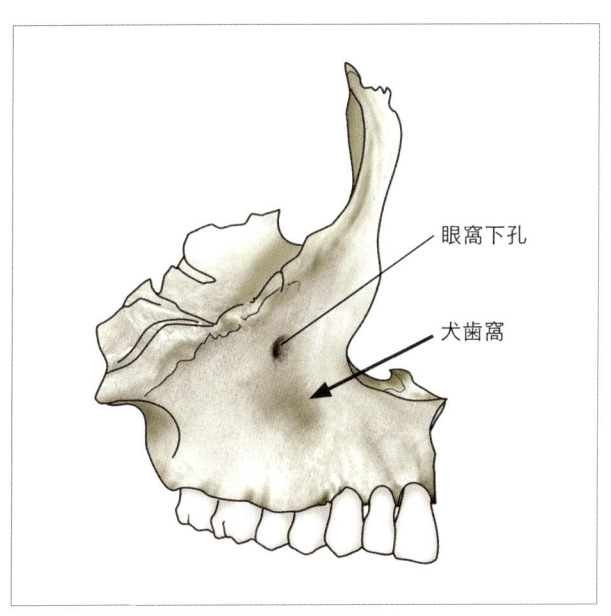

図19 眼窩下孔(infraorbital foramen).

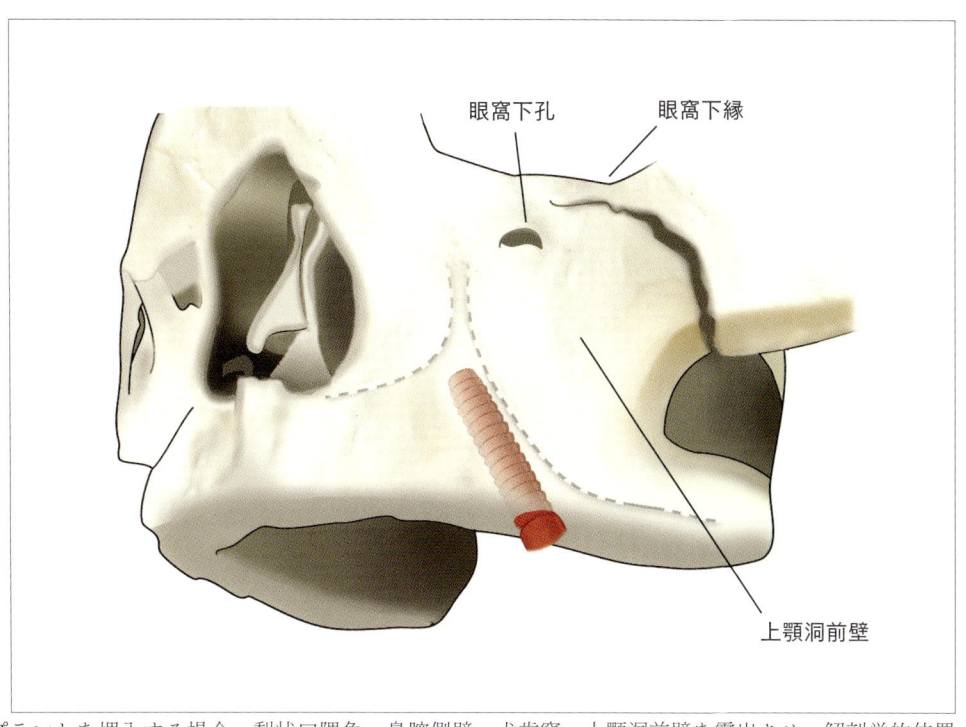

図20 犬歯部領域に骨内インプラントを埋入する場合，梨状口隅角，鼻腔側壁，犬歯窩，上顎洞前壁を露出させ，解剖学的位置関係や骨幅に注して埋入する．

眼窩下孔(infraorbital foramen)

上顎体前面にある眼窩下管の外開口(図19)．

通常，上顎歯槽突起で，犬歯部領域に骨内インプラントを埋入する場合，梨状口隅角，鼻腔側壁，犬歯窩，さらには上顎洞前壁を露出させ，それらの解剖学的位置関係，骨幅に注意して上顎洞と鼻腔の間の骨の壁のなかにインプラントを埋入しなければならない(図20)．

この領域では，インプラントの傾斜埋入などによって利用できる骨が存在する．注意すべきは，長いインプラントを埋入しようとするあまりに，鼻腔側，上顎洞への穿孔，さらには，鼻涙管の損傷などに注意をしなければならない．なお，眼窩下孔は，頰骨インプラントを埋入する場合の指標となる[49]．

上顎臼歯部で注意すべき解剖学的構造

上顎洞

　上顎洞は，上顎骨体を占める最大の副鼻腔である．過去の文献での成人上顎洞平均容積は，11〜15mL である[50〜54]．

　日本人の上顎洞底と，残存歯槽骨頂の平均距離計測については，上村[55]が報告している．それによると歯牙が残存している場合は，第一大臼歯相当部で平均7 mm と最も小さく，次いで第二大臼歯遠心部で8 mm，第一小臼歯遠心部で10mm としている．また無歯顎では，第二大臼歯遠心部で1.8mm，第一大臼歯相当部で4.7mm，第一小臼歯遠心部で5.5mm としている（図21, 22）．

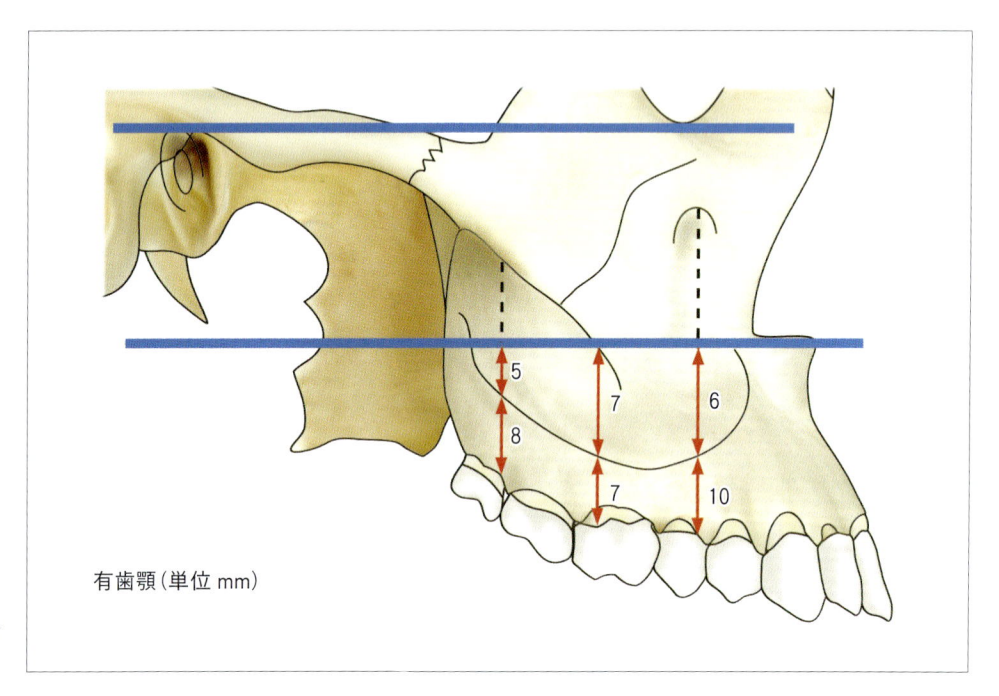

図21　上顎洞底と残存歯槽骨頂の平均距離（有歯顎）[55]．

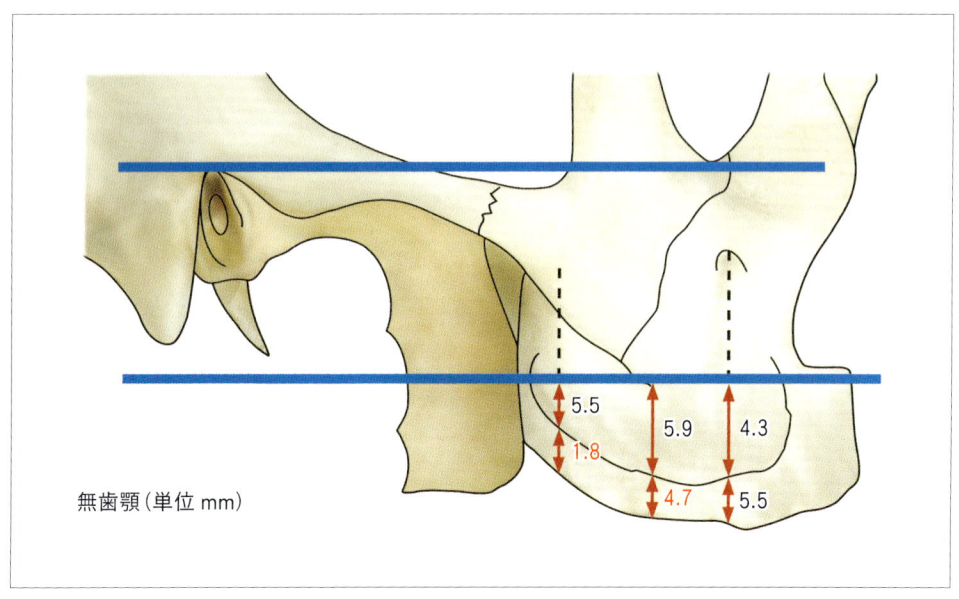

図22　上顎洞底と残存歯槽骨頂の平均距離（無歯顎）[55]．

2 上顎骨の外科解剖学

上顎洞粘膜

　上顎洞粘膜は，多列線毛円柱上皮細胞からなり，混合腺を含んでいる(図23)．上顎洞粘膜は薄く，下層の骨膜と骨との結合は疎である．したがって隔壁がない限り，上顎洞底骨移植術時に粘膜は上顎洞底から容易に挙上されるが破れやすい．自然孔は上顎洞内側壁に高く位置し(図14)，鼻腔の中鼻甲介下方に開口する．なお，多くの歯科医が上顎洞粘膜をシュナイダー膜と称しているが，これは間違いである．シュナイダー膜(schneiderian membrane)とは，鼻腔粘膜のことである[56]．

　歯科医のほとんどと耳鼻科医でさえ，健康な上顎洞粘膜はみたことがないであろう．扁平上皮に覆われた口腔粘膜と違って，上顎洞粘膜は鶏卵の卵殻膜のように薄く，破れやすいことを肝に命じておくべきである．

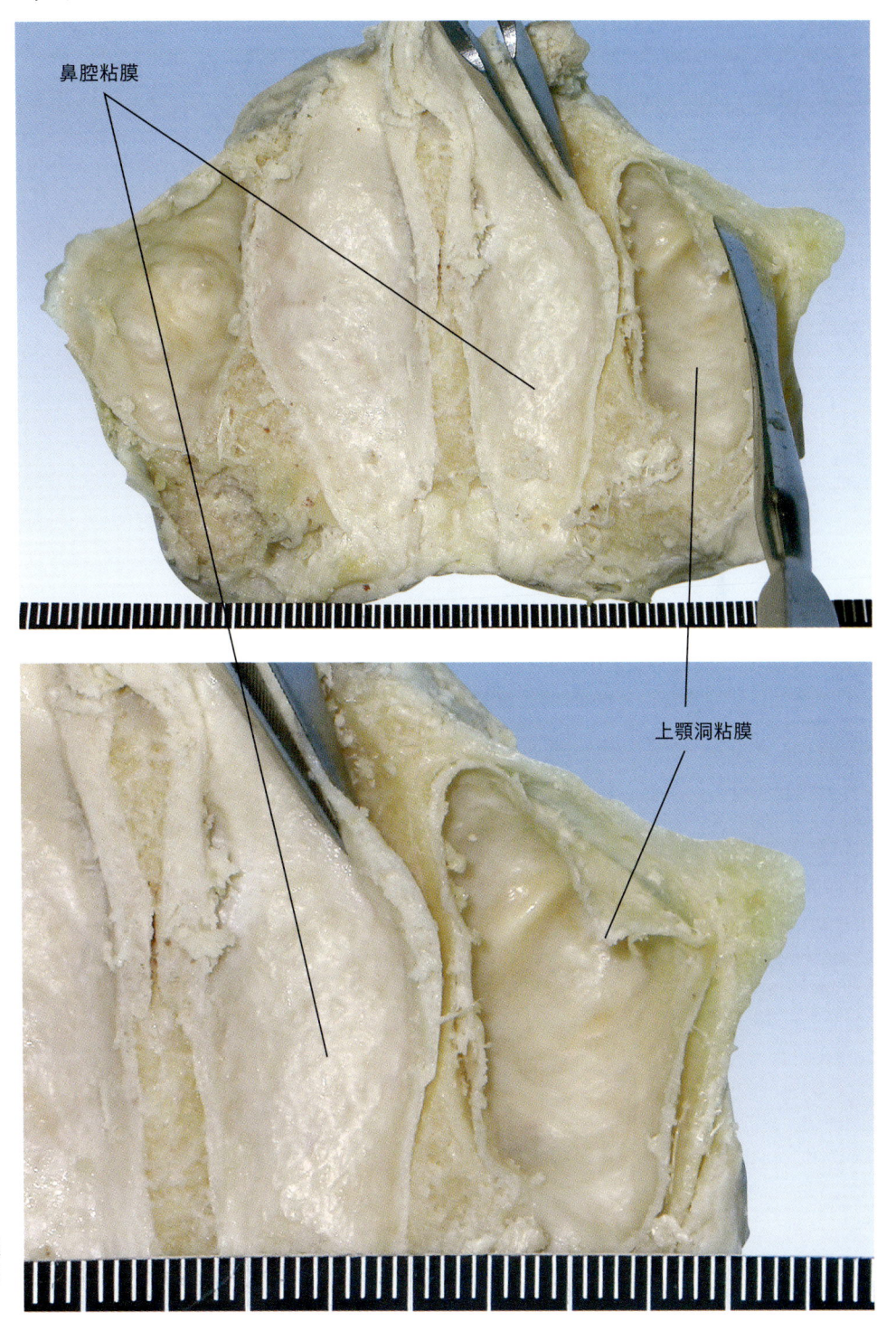

図23　鼻腔粘膜と上顎洞粘膜（佐賀大学医学部解剖学講座 埴原教授のご協力による）．

上顎洞隔壁

上顎洞底には，しばしば隔壁が存在する．上顎洞底に隔壁がある症例では，上顎洞底の粘膜を挙上する際には，粘膜を穿孔する恐れがあるので，手術時に穿孔しないように細心の注意が必要である．隔壁のある場合に穿孔を避ける方法については，いろいろ工夫されているが，ここでは割愛する．上顎洞底の隔壁に関する文献は多数認める[57〜62]．

Kimら[57]は，1個以上の隔壁の出現率が全体として26.5％(53/200)，萎縮した無歯顎では31.76％(27/85)，萎縮のない有歯顎では22.61％(26/115)としている．また上顎洞底隔壁の位置は前方15(25.4%)，中間領域で30(50.8%)，後方領域で14(23.7%)としている．さらに隔壁の高さは，異なる領域間で変異し，外側で1.63±2.44mm，中間で3.55±2.58mm，内側で5.46±3.09mm であったと述べている．他の研究者も，上顎洞底の隔壁の出現率は20〜30％程度といわれている[58〜62]．

上顎洞側壁への動脈の分布

上顎洞底骨移植術のために上顎洞側壁の骨切りをするときに，上顎骨の栄養血管である顎動脈の2つの分枝，眼窩下動脈と後上歯槽動脈が近くを走行しているため，出血が起こる可能性がある[63〜65]．

上顎結節(maxillary tuberosity)
上顎骨体後面の膨隆した最下端(図24)．

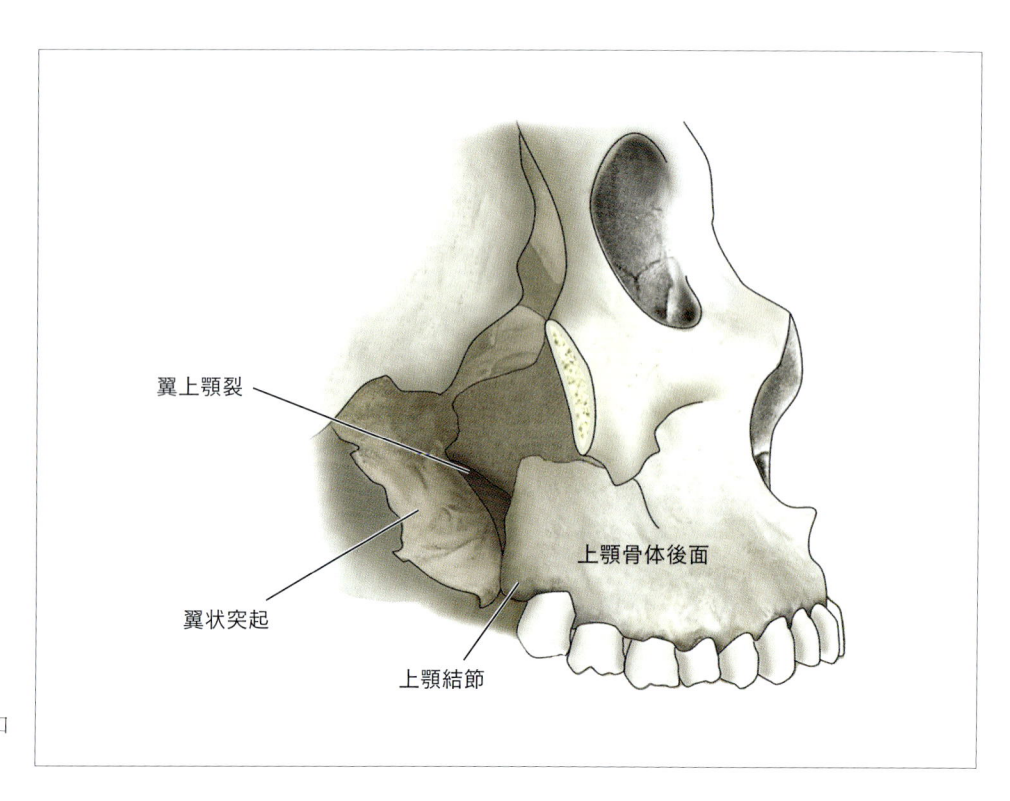

図24 上顎結節と翼状突起．翼上顎裂は翼口蓋窩への入口である．

翼状突起領域

　上顎臼歯部は，著しい歯槽突起の吸収と上顎洞の拡大のため，安定したインプラントが埋入できないことがある．安定したインプラントの埋入部として，翼状突起領域がある．翼状突起は，前方で上顎結節と口蓋骨の錐体突起と隣接し，上方では，この骨結合は翼上顎裂を形成して分かれ，翼上顎裂は翼口蓋窩に開いている[47]（図24）．

　翼口蓋窩は，顎動脈の末梢部分を含み，顎動脈は後上歯槽動脈，眼窩下動脈，下行口蓋動脈，蝶口蓋動脈に分かれる．したがってインプラント埋入時に顎動脈あるいはその末梢動脈を傷つけて出血が起これば，止血のために上顎洞を経由して血管を露出し，結紮を必要とする．ときには，止血のために，外頸動脈結紮を必要とするかもしれない（図25）．

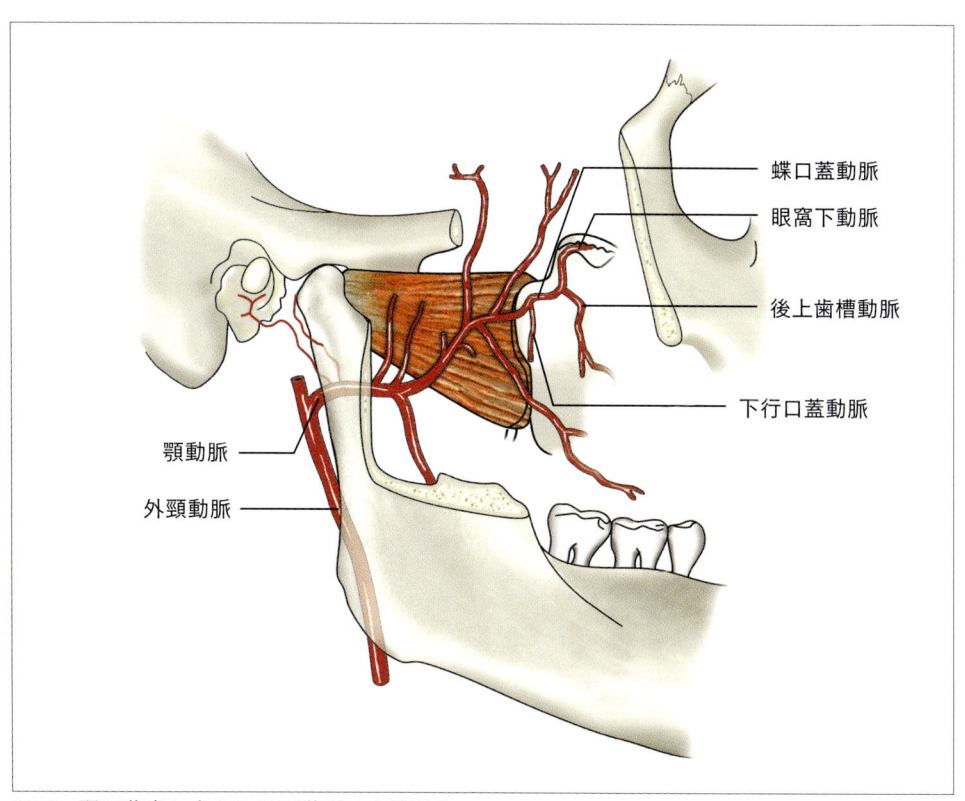

図25　翼口蓋窩に含まれる顎動脈の末梢部分．

もうひとつの出血する場所は，翼突静脈叢であり，外側翼突筋と顎動脈の両方を取り囲んでいる(図26)．翼口蓋窩の骨と脈管との距離は，歯のある上顎では離れているが，歯の欠損している上顎では著しく接近し，この部位の不用意な侵襲は大出血を起こす可能性がある．さらに，翼状突起領域に埋入されるインプラントは，歯槽部で使用される通常のインプラントよりも長く，15〜20mmの範囲である．したがって，翼状突起領域にインプラントを埋入するときには，常に出血の偶発症が起こる可能性を念頭に置かねばならない．

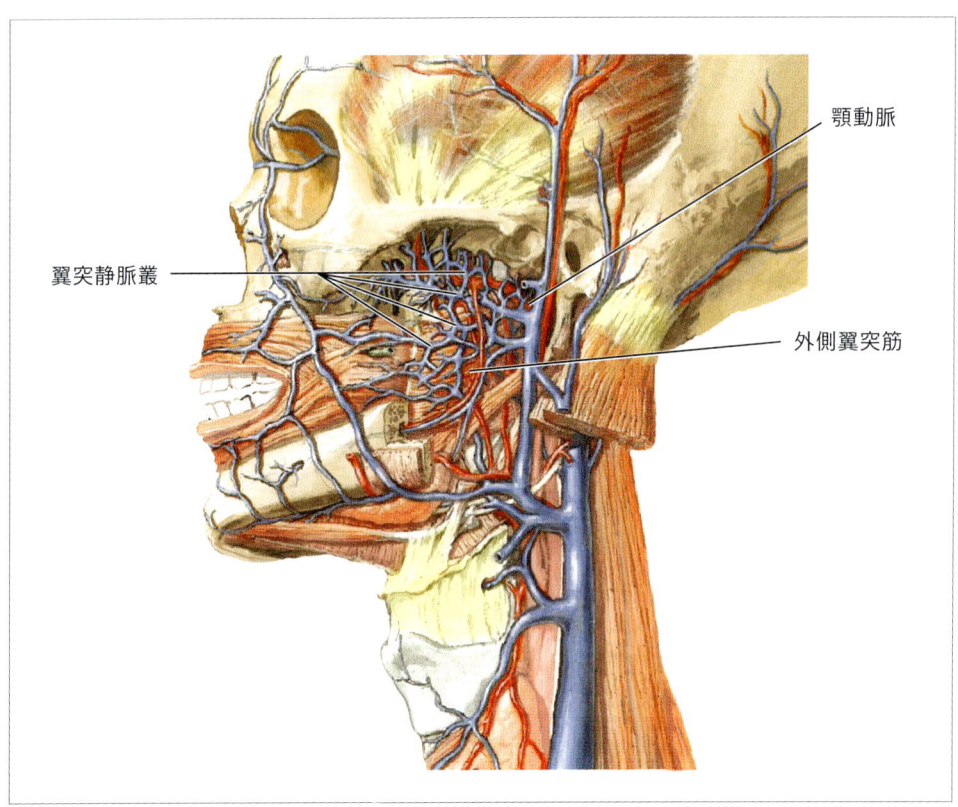

図26 翼状静脈叢．

上顎の神経分布と血管供給

　上顎歯牙と歯槽骨を支配する神経は，三叉神経の上顎神経である．下顎歯牙歯槽弓が1本の下歯槽神経によって支配されているのと対照的に，上顎歯牙歯槽弓は多数の上歯槽神経によって支配されている．上歯槽神経は3つに分かれ，前上歯槽枝，中上歯槽枝，後上歯槽枝となっているが，著しい変異を示すことが多い[47]（図27）．神経には，上歯槽動脈が随行している．上顎歯槽への血液供給は，鼻腔粘膜，上顎洞，口蓋，そして頬側歯肉に分布している上顎の歯槽（歯牙）動脈によって行われている．

上顎洞開洞手術のコツ

　上歯槽神経と動脈は，上顎洞粘膜と鼻腔に枝を提供している．上歯槽神経は上顎洞外側壁を走行するために，上顎洞の開洞手術時に損傷する危険性がある．Caldwell-Lucアプローチは，犬歯窩を通じで上顎洞に入るので，前上歯槽神経の枝を横に切断し，上顎前歯の神経支配を喪失させる可能性がある．上顎洞を開く必要がある場合に，口蓋または鼻腔内に強い光を入れて上顎洞を透視すると，上顎洞の形態や上顎洞壁内の大きな神経や血管を見つけられるので，それらの損傷を避けるのに有益である．

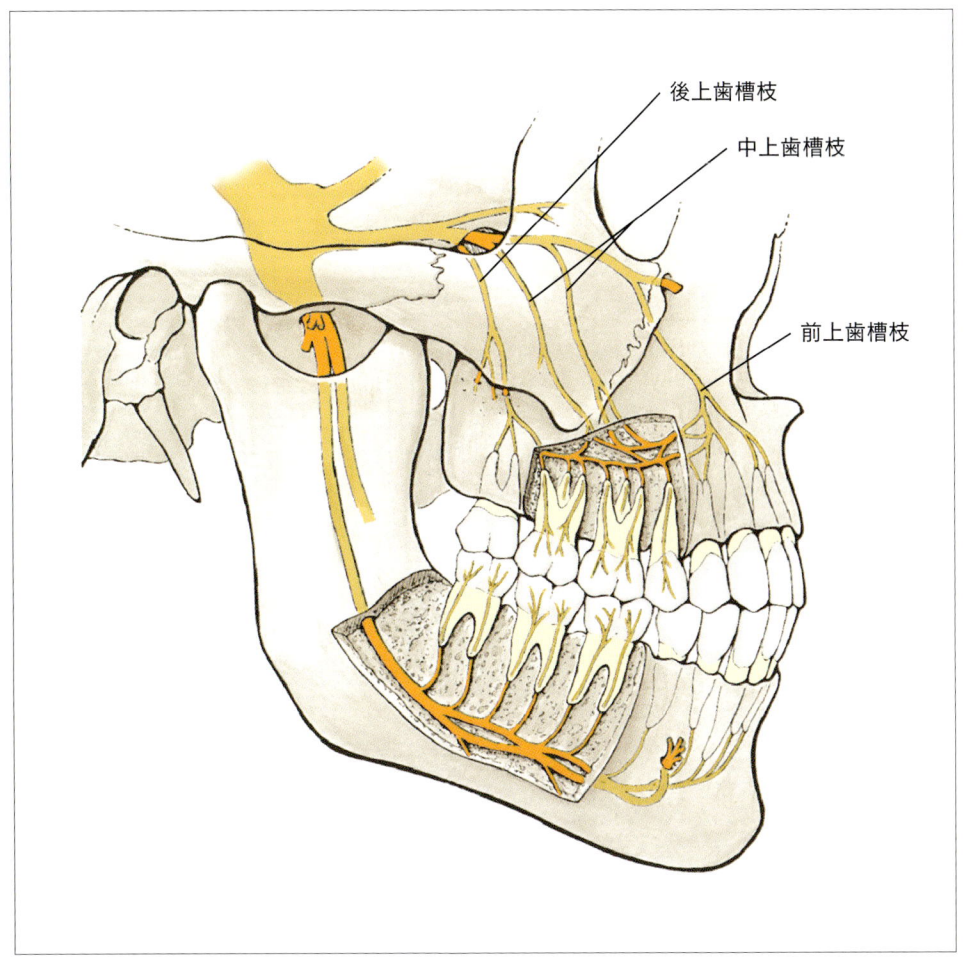

図27　上顎歯槽神経の分布．

Part 3 インプラントを中心とした口腔顎顔面外科手術のための外科解剖学

　上顎臼歯部頬側粘膜への神経分布と栄養供給は，後上歯槽神経，動脈の分枝による．眼窩下神経，動脈の分枝は唇側粘膜と前頬側粘膜に分布している．上顎小臼歯領域に隣接する歯肉と頬側粘膜は下顎神経の頬枝によって支配されている．頬動脈は，顎動脈の分枝であり，頬神経とともに走行する．

　大口蓋神経血管束は，第二大臼歯の遠心近くの硬口蓋と歯槽の接合部にある大口蓋孔をでる．大口蓋神経は前方に走行し，最前方領域以外の口蓋粘膜の大部分を支配する．大口蓋動脈は，大口蓋神経とともに前方に走り，口蓋に分布した後，終末は切歯管を下行した蝶形口蓋動脈の中隔枝と吻合する．上顎前歯部の骨吸収による歯槽堤の口蓋側移動で，切歯孔は歯槽堤の上に現れることがあるので，その内容物は損傷を受けやすい．また大口蓋神経血管束の位置は，臼歯部歯槽に切開を入れるときや，蝶形骨翼状突起にインプラントを埋入するときに，その位置を確認して，損傷しないように十分に注意すべきである．

参考文献

1. Michkowski RA, Zinser MJ, Neugebauer J, Kubler AC, Zoller JE : Comparison of static and dynamic computer-assisted guidance methods in implantology. Int J Comput Dent. 2006 Jan ; 9 (1) : 23 - 35.
2. Goto M, Katsuki T, Noguchi N, Hino N : Surgical simulation for reconstruction of mandibular bone defects using photocurable plastic skull models : report of three cases. J Oral Maxillofac Surg. 1997 Jul ; 55 (7) : 772 - 80.
3. Chiu WK, Luk WK, Cheung LK : Three-dimensional accuracy of implant placement in a computer-assisted navigation system. Int J Oral Maxillofac Implants. 2006 May-Jun ; 21 (3) : 465 - 70.
4. Gaggl A, Schultes G, Karcher H : Navigational precision of drilling tools preventing damage to the mandibular canal. J Craniomaxillofac Surg. 2001 Oct ; 29 (5) : 271 - 5 .
5. Br?nemark PI, Zarb GA, Albrektsson T, et al. : Tissue-Integrated Prostheses Osseointegration in Clinical Dentistry. 5th ed. Chicago, IL : Quintessence, 1992 ; 201 - 209.
6. Adell R, Leckholm U, Rockler B, et al. : A 15-year study of osseointegrated implants in the treatment of the edentulous jaw. Int J Oral Surg. 1981 ; 10 : 387 - 416.
7. Worthington P, Bolender CL, Taylor TD : The Swedish system of osseointegrated implants : problems and complications encountered during a 4-year trial period. Int J Oral Maxillofac Implants. 1987 Spring ; 2 (2) : 77 - 84.
8. Kohavi D, Bar-Ziv J : Atypical incisive nerve : Clinical report. Implant Dent. 1996 ; 5 : 281.
9. Wismeijer D, van Waas MA, Vermeeren JI, et al. : Patients' perception of sensory disturbances of the mental nerve before and after implant surgery : A prospective study of 110 patients. Br J Oral Maxillofac Surg.1997 ; 35 : 254.
10. Kalpidis CD, Setayesh RM : Hemorrhaging associated with endosseous implant placement in the anterior mandible : a review of the literature. J Periodontol. 2004 May ; 75 (5) : 631 - 45.
11. Isaacson TJ : Sublingual hematoma formation during immediate placement of mandibular endosseous implants. J Am Dent Assoc. 2004 Feb ; 135 (2) : 168 - 72.
12. Niamtu J : Near-fatal airway obstruction after routine implant placement. Oral Surg Oral Med Oral Pathol. 2001 ; 92 : 597 - 600.
13. Givol N, Chaushu G, Halamish-Shani T, Taicher S : Emergency tracheostomy following life-threatening hemorrhage in the floor of the mouth during immediate implant placement in the mandibular canine region. J Periodontol. 2000 ; 71 : 1893 - 1895.
14. Mordenfeld A, Andersson L, Bergstrom B : Hemorrhage in the floor of the mouth during implant placement in the edentulous mandible : a case report. Int J Oral Maxillofac Implants. 1997 ; 12 : 558 - 561.
15. ten Bruggenkate CM, Krekeler G, Kraaijenhagen HA, Foitzik C, Osterbeek HS : Hemorrhage of the floor of the mouth resulting from lingual perforation during implant placement : a clinical report. Int J Oral Maxillofac Implants. 1993 ; 8 : 329 - 334.
16. Laboda G : Life-threatening hemorrhage after placement of an endosseous implant : report of case. J Am Dent Assoc. 1990 ; 121 : 599 - 600.
17. Mason ME, Triplett RG, Alfonso WF : Life-threatening hemorrhage from placement of a dental implant. J Oral Maxillofac Surg. 1990 ; 48 : 201 - 204.
18. Hofschneider U, Tepper G, Gahleitner A, Ulm C : Assessment of the blood supply to the mental region for reduction of bleeding complications during implant surgery in the interforaminal region. Int J Oral Maxillofac Implants. 1999 ; 14 : 379 - 383.
19. Tepper G, Hofschneider U, Gahleitner A, Ulm C : Computed tomographic diagnosis and localization of bone canal in the mandibular interforaminal region for prevention of bleeding complications during implant surgery. Int J Oral Maxillofac Implants. 2001 ; 16 : 68 - 72.
20. 上條雍彦：図説口腔解剖学1骨学（頭蓋学）．第2版．東京：アナトーム社，1967；105.
21. Misch CE, Crawford EA : Predictable mandibular nerve location : A clinical zone of safety. Int J Oral Implantol. 1990 ; 7 : 37.
22. Arzouman MJ, Otis L, Kipnis V, et al. : Observations of the anterior loop of the inferior alveolar canal. Int J Oral Maxillofac Implants. 1993 ; 8 : 295.
23. Bavitz JB, Harn SD, Hansen CA, et al. : An anatomical study of mental neurovascular bundle-implant relationships. Int J Oral Maxillofac Implants. 1993 ; 8 : 563.
24. Solar P, Ulm C, Frey G, et al. : A classification of the intraosseous paths of the mental nerve. Int J Oral Maxillofac Implants. 1994 ; 9 : 339.
25. Rosenquist B : Is there an anterior loop of the inferior alveolar nerve? Int J Periodontics Restorative Dent. 1996 ; 16 : 40.
26. Mardinger O, Chaushu G, Arensburg B, et al. : Anterior loop of the mental canal : an anatomical-radiologic study. Implant Dent. 2000 ; 9 : 120.
27. Kuzmanovic DV, Payne AG, Kieser JA, et al. : Anterior loop of the mental nerve : a morphological and radiographic study. Clin Oral Implants Res. 2003 ; 14 : 464.
28. Neiva RF, Gapski R, Wang HL : Morphometric analysis of implant-related anatomy in Caucasian skulls. J Periodontol 2004 ; 75 : 1061.
29. Hwang K, Lee WJ, Song YB, et al. : Vulnerability of the inferior alveolar nerve and mental nerve during genioplasty : An anatomic study. J Craniofac Surg. 2005 ; 16 : 10.
30. Hirsch JM, Branemark PI : Fixture stability and nerve function after transposition and lateralization of the inferior alveolar nerve and fixture installation. Br J Oral Maxillofac Surg. 1995 ; 33 : 276.
31. Kawai T, Sato I, Yosue T, Takamori H, Sunohara M : Anastomosis between the inferior alveolar artery branches and submental artery in human mandible. Surg Radiol Anat. 2006 Jun ; 28 (3) : 308 - 10. Epub 2006 Mar ; 18.
32. McDonnell D, Reza Nouri M, Todd ME : The mandibular lingual foramen : a consistent arterial foramen in the middle of the mandible. J Anat. 1994 Apr ; 184 (Pt 2) : 363 - 9 .
33. 浅海利恵子，佐藤巌，河合泰輔，高森等，吉田俊爾，五十嵐祐二，奥津光一朗，代居敬：下顎骨舌側孔の研究．患者と献体標本による検討．歯科放射線．2006；46（2）；86.

34. Fawcett E, Edlin MB : The structure of the inferior maxilla with special reference to the position of the inferior dental canal. J Anat. 1895 ; 19 : 355, 1895.
35. Anderson LC, Kosinski TF, Mentag PJ : A review of the intraosseous course of the nerves of the mandible. J Oral Implantol. 1991 ; 17(4) : 394-403.
36. Dario LJ : Implant placement above a bifurcated mandibular canal : a case report. Implant Dent. 2002 ; 11(3) : 258-61.
37. Bogdan S, Pataky L, Barabas J, Nemeth Z, Huszar T, Szabo G. Atypical courses of the mandibular canal : comparative examination of dry mandibles and x-rays. J Craniofac Surg. 2006 May ; 17(3) : 487-91.
38. Eggers G, Rieker M, Fiebach J, Kress B, Dickhaus H, Hassfeld S : Geometric accuracy of magnetic resonance imaging of the mandibular nerve. Dentomaxillofac Radiol. 2005 Sep ; 34(5) : 285-91.
39. Imamura H, Sato H, Matsuura T, Ishikawa M, Zeze R : A comparative study of computed tomography and magnetic resonance imaging for the detection of mandibular canals and cross-sectional areas in diagnosis prior to dental implant treatment. Clin Implant Dent Relat Res. 2004 ; 6(2) : 75-81.
40. Worthington P : Ijury to the inferior alveolar nerve during implant placement : a formula for protection of the patient and clinician. Int J Oral Maxillofac Implants. 2004 Sep-Oct ; 19(5) : 731-4.
41. Serhal CB, van Steenberghe D, Quirynen M, Jacobs R : Localisation of the mandibular canal using conventional spiral tomography : a human cadaver study. Clin Oral Implants Res. 2001 Jun ; 12(3) : 230-6.
42. Narayana K, Vasudha S : Intraosseous course of the inferior alveolar (dental) nerve and its relative position in the mandible. Indian J Dent Res. 2004 Jul-Sep ; 15(3) : 99-102.
43. Serhal CB, van Steenberghe D, Quirynen M, Jacobs R : Localisation of the mandibular canal using conventional spiral tomography : a human cadaver study. Clin Oral Implants Res. 2001 Jun ; 12(3) : 230-6.
44. Yang J, Cavalcanti MG, Ruprecht A, Vannier MW : 2-D and 3-D reconstructions of spiral computed tomography in localization of the inferior alveolar canal for dental implants. Oral Surg Oral Med Oral Pathol Oral Radiol Endod. 1999 Mar ; 87(3) : 369-74.
45. Potter BJ, Shrout MK, Russell CM, Sharawy M : Implant site assessment using panoramic cross-sectional tomographic imaging. Oral Surg Oral Med Oral Pathol Oral Radiol Endod. 1997 Oct ; 84(4) : 436-42.
46. Kiesselbach JE, Chamberlain JG : Clinical and anatomic observations on the relationship of the lingual nerve to the mandibular third molar region. J Oral Maxillofac Surg. 1984 Sep ; 42(9) : 565-7.
47. Block MS, Kent JN : Endosseous Implants for Maxillofacial Reconstruction. Hoffmann K Anatomic considerations Maxilla. Philadelphia : Saunders WB Co, 1995 ; 103-112.
48. 古賀剛人：科学的根拠から学ぶインプラント外科学応用編. 東京：クインテッセンス出版, 2004 ; 11-55.
49. Yuki Uchida, Masaaki Goto, Takesi Katsuki, Toshio Akiyoshi : Masurement of the maxilla and zygoma as an aid in installing zygomatic implants. J Oral Maxillofac. Surg. 2001 ; 59 : 1193-1198.
50. Turner AL : Some points in the anatomy of the antrum of Highmore. Dental Record. 1902 ; 22 : 255.
51. Schaeffer JP : The sinus maxillaris and its relations in the embryo, child, and adult man. Am J Anat. 1910 ; 10 : 313.
52. Anagnostopoulou S, Venieratos D, Spyropoulos N : Classification of human maxillary sinuses according to their geometric features. Anatomischer Anzeiger. 1991 ; 173 : 121.
53. Ariji Y, Kuroki T, Moriguchi S, et al. : Age changes in the volume of the human maxillary sinus : A study using computerized tomography. Dentomaxillofac Radiol. 1994 ; 23 : 163.
54. Yuki Uchida, Masaaki Goto, Takesi Katsuki, Toshio Akiyoshi : A cadaveric study of maxillary sinus size as an aid in bone grafting of the maxillary sinus floor. J Oral Maxillofac. Surg. 1998 ; 56 : 1158-1163.
55. 上村次郎：無歯顎と有歯顎の上顎骨の形態学的研究. 歯科学報. 1974 ; 74 : 1860-1910.
56. ステッドマン医学大辞典第5版. 東京：メジカルビュー社.
57. Kim MJ, Jung UW, Kim CS, Kim KD, Choi SH, Kim CK, Cho KS : Maxillary sinus septa : prevalence, height, location, and morphology. A reformatted computed tomography scan analysis. : J Periodontol. 2006 May ; 77(5) : 903-8.
58. Kasabah S, Slezak R, Simunek A, Krug J, Lecaro MC : Evaluation of the accuracy of panoramic radiograph in the definition of maxillary sinus septa. Acta Medica (Hradec Kralove). 2002 ; 45(4) : 173-5.
59. Velasquez-Plata D, Hovey LR, Peach CC, Alder ME : Maxillary sinus septa : a 3-dimensional computerized tomographic scan analysis. Int J Oral Maxillofac Implants. 2002 Nov-Dec ; 17(6) : 854-60.
60. Krennmair G, Ulm CW, Lugmayr H, Solar P : The incidence, location, and height of maxillary sinus septa in the edentulous and dentate maxilla. J Oral Maxillofac Surg. 1999 Jun ; 57(6) : 667-71 ; discussion 671-2.
61. Krennmair G, Ulm C, Lugmayr H : J Maxillary sinus septa : incidence, morphology and clinical implications. Craniomaxillofac Surg. 1997 Oct ; 25(5) : 261-5.
62. Ulm CW, Solar P, Krennmair G, Matejka M, Watzek G : Incidence and suggested surgical management of septa in sinus-lift procedures. Int J Oral Maxillofac Implants. 1995 Jul-Aug ; 10(4) : 462-5.
63. Flanagan D : Arterial supply of maxillary sinus and potential for bleeding complication during lateral approach sinus elevation. Implant Dent. 2005 Dec ; 14(4) : 336-8.
64. Elian N, Wallace S, Cho SC, Jalbout ZN, Froum S : Distribution of the maxillary artery as it relates to sinus floor augmentation. Int J Oral Maxillofac Implants. 2005 Sep-Oct ; 20(5) : 784-7.
65. Solar P, Geyerhofer U, Traxler H, Windisch A, Ulm C, Watzek G : Blood supply to the maxillary sinus relevant to sinus floor elevation procedures. Clin Oral Implants Res. 1999 Feb ; 10(1) : 34-44.

索引

[い]
糸つき針　28
糸結び　38
医療機器などの洗浄，消毒，滅菌　12
インプラント手術時は清潔操作が重要　13
インプラント治療　13

[う]
ウォッシャーディスインフェクター　13

[え]
エチレンオキサイドガス滅菌器　14

[お]
オートクレーブ　14
オトガイ下動脈　79
オトガイからの骨採取　66，68
オトガイ孔　74
オトガイ孔間にインプラント埋入　80
オトガイ孔間に骨内インプラント　73
オトガイ孔間領域　73
オトガイ孔より近心にインプラントを埋入するときのコツ　77
オトガイ孔よりの後方臼歯部にインプラントを埋入するときのコツ　82

[か]
ガウンの着用　22
下顎下縁の皮質骨　79
下顎管　76，81
下顎管前方ループ　74，75
下顎管の経路　75
下顎臼歯部歯槽領域　81
下顎臼歯部でインプラントの埋入　81
下顎臼歯部でのインプラントを埋入するための注意　82
下顎骨　72
下顎骨外側の要注意部位　59
下顎骨前歯部舌側の動脈進入孔　60
下顎骨の切歯管　76
下顎枝からの骨採取　66，69
顎下腺管の開口部　62
顎骨形態の分類　72
下歯槽神経血管束　74，81
下歯槽神経主枝の牽引損傷　77
眼窩下孔　88，89
鉗子による糸結び　44
患者のモニタリング　18

[き]
吸引装置　35
吸引チップ　35
頰骨からの骨採取　67

[け]
外科結び　44
結紮縫合　55
犬歯窩　88
犬歯部領域に骨内インプラントを埋入　89
減張切開　64
減張切開のコツ　64

[こ]
鉤　34
口腔外の手術野の消毒　15
口腔の消毒　15
口底と下顎骨前歯部舌側の要注意部位　60
骨移植のための骨採取法　66
骨質の分類　73
骨の採取部位　66
骨膜下剥離　56
骨膜の減張切開　64
骨膜剥離子　34
根尖切除術　81

[し]
止血　37
持針器　30
持針器の選択と使い方　31
執筆式のメスの持ち方　36
歯肉の鉗子縫合　58
歯肉の剥離とオトガイ孔の露出　57
手術環境　13
手術室　16
手術室の空気　18
手術室の消毒　16
手術時の手洗い法　20
手術台　16
手術と感染防止　12
手術場の手洗いとタオルスタンド　15
手術前準備　12
手術用の照明　17
シュナイダー膜　91
上顎結節　92
上顎犬歯部領域で注意すべき解剖学的構造　88
上顎骨　84
上顎骨，鼻腔，上顎洞の解剖　84
上顎骨切歯管　87
上顎歯槽骨の吸収パターン　85
上顎歯槽神経の分布　95
上顎歯槽突起　85
上顎歯槽突起の傾斜状態と変化　85
上顎洞　90
上顎洞隔壁　92
上顎洞側壁への動脈の分布　92
上顎洞底骨移植術　92
上顎洞底と残存歯槽骨頂の平均距離　90
上顎洞粘膜　91
上顎洞粘膜，顎骨内嚢胞の剥離法　37
上顎の神経分布と血管供給　95
上唇小帯延長術　63
上唇小帯の手術　63
消毒　15
除細動器　19
唇側　86

[す]
水平切開　62

[せ]
清潔操作　13
切開　36，50
切開線の描記　50
舌下腺窩　80
舌下腺窩を穿孔して，舌下動脈，オトガイ下動脈などを損傷しないためのコツ　80
舌下動脈　79
切歯窩　87
切歯孔　87
切歯枝の巻き込み　77
切歯乳頭　87

舌小帯延長術　62
舌小帯手術の判断基準　61
舌小帯の手術　61
舌神経　83
舌側孔　78
舌側皮質骨穿孔後に生じた重篤な出血症例　80
剪刀　32
剪刀と持針器の持ち方　36
前鼻棘　86
前鼻棘からの骨採取　67
前方ループの長さの直接計測の比較　75

[そ]

創傷治癒　51
組織貫通後の針の正しい持ち方　53
損傷させると大出血を起こす血管　59, 60

[た]

タオルの使い方　22
正しい縫合の仕方　54
弾機式の針への糸の通し方　47

[て]

手洗い　12, 16
手洗い法　21
手による糸結び　39
手袋の装着法　23
手指の消毒　15
手指の滅菌　12

[と]

ドリルによる舌側皮質骨穿孔　79
ドレープ　24

[ね]

粘膜骨膜弁の作成　56
粘膜骨膜弁の剥離法　37
粘膜骨膜弁の縫合　57
粘膜剥離子　34

[は]

バイタルサイン　18
剥離　37
剥離のコツ　51, 56
針先の種類　29

[ひ]

非吸収性縫合糸の規格　26

鼻腔　86
鼻腔底骨移植術　86
鼻腔粘膜　91
鼻腔粘膜と上顎洞粘膜　91
ピンセット　33

[ふ]

フォルマリンガス滅菌器　14
プラズマ滅菌器　14

[へ]

ヘッドライト　17
ベニアーグラフトのための骨　69

[ほ]

縫合　38
縫合糸　26
縫合上の注意点　54
縫合針　28
縫合針の種類　29
縫合針の進行　52
縫合針の持ち方　53
縫合針を破折させてしまう針の進行　53
縫合のコツ　54
縫合の種類　55

[ま]

間違った針の進め方　53
マットレス縫合　55

[む]

無鉤ピンセット　33
無侵襲性の針　44

[め]

メイヨー型消毒台　25
メスと把柄　30
滅菌器　14
滅菌，消毒法の改正　12
滅菌済み糸つき針　26
滅菌済み縫合糸つき針の取り出し方　27

[や]

薬液消毒　15

[ゆ]

有鉤ピンセット　33
床消毒　12

[よ]

翼口蓋窩　93
翼口蓋窩に含まれる顎動脈の末梢部分　93
翼上顎裂　93
翼状静脈叢　94
翼状突起　93
翼状突起領域　93

[り]

梨状口　86

[る]

ルーペ付のヘッドライト　17

[れ]

連続縫合　55

[わ]

湾曲の種類　29

[Z]

Z-形成術　62

インプラント・口腔外科のための手術の基本と外科解剖

2007年1月10日　第1版第1刷発行

監　著　者　香月　武

著　　　者　内田　雄基

発　行　人　佐々木　一高

発　行　所　クインテッセンス出版株式会社
　　　　　　東京都文京区本郷3丁目2番6号　〒113-0033
　　　　　　クイントハウスビル　電話（03）5842-2270（代表）
　　　　　　　　　　　　　　　　　（03）5842-2272（営業部）
　　　　　　　　　　　　　　　　　（03）5842-2279（書籍編集部）
　　　　　　web page address　http://www.quint-j.co.jp/

印刷・製本　サン美術印刷株式会社

Ⓒ2007　クインテッセンス出版株式会社　　　　　　禁無断転載・複写
Printed in Japan　　　　　　　　　　　　落丁本・乱丁本はお取り替えします
　　　　　　　　　　　　　　　　　　ISBN978-4-87417-940-6　C3047

定価はカバーに表示してあります